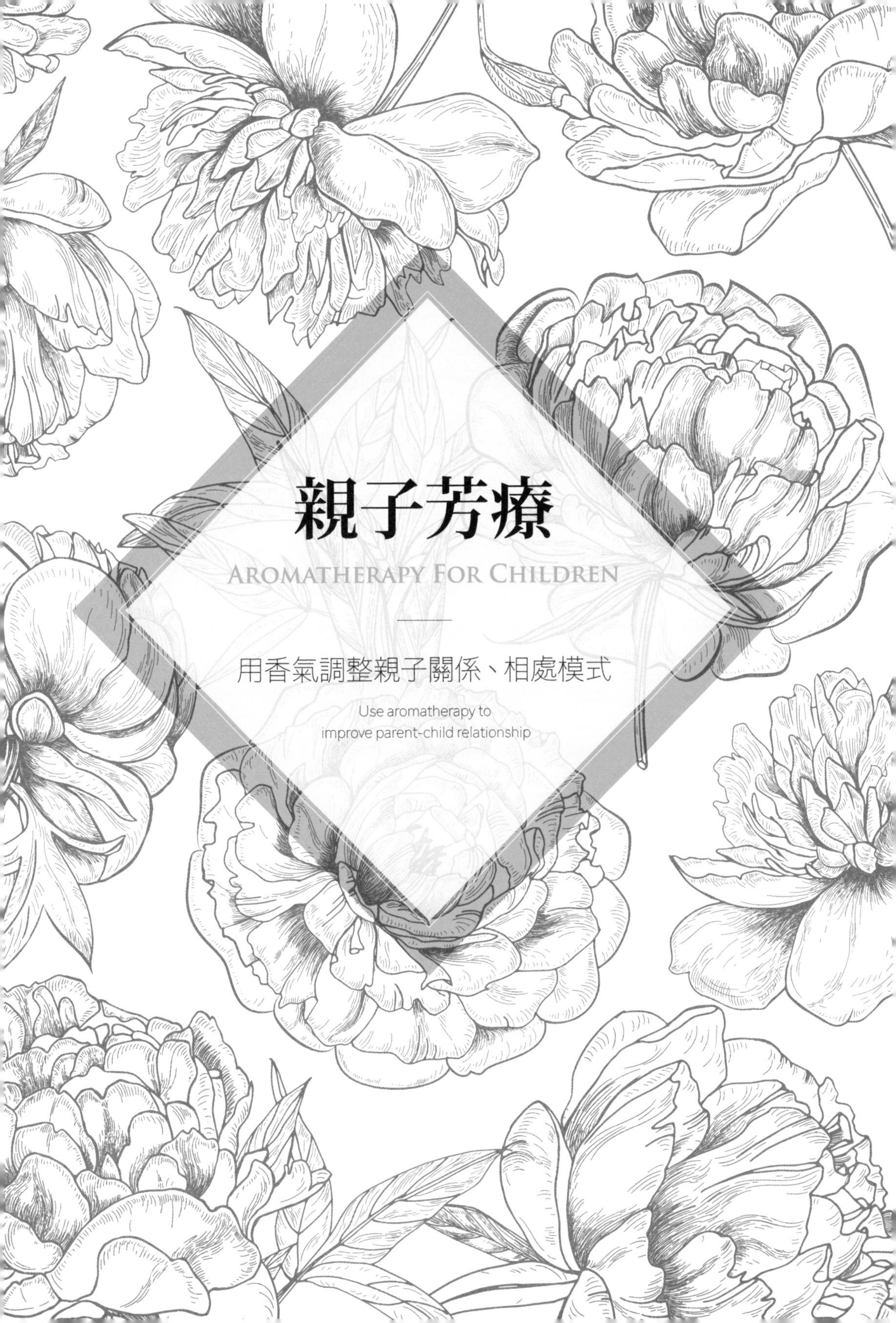

親子芳療

Aromatherapy For Children

用香氣調整親子關係、相處模式

Use aromatherapy to
improve parent-child relationship

Foreword i 推薦序 I

認識美菁超過 20 年，她對生活認真的態度及專業的工作表現著實令人驚豔、驚嘆又驚喜，所謂簡單的事情重複做，就會成為專家；然而，每天重複的事情用心做，才會成為專家中的贏家。

美菁投身在芳療專業多年，出版相關書籍甚多，這本書除了提供精油芳香運用的基本科學知識，包括精油類型及適應情境；加上美菁獨特從「生活經驗、生活記憶」出發的「精油個別適性」特色之外，美菁從「生活經驗中萃取精華」，以母親的角度出發，在日常親子互動中以「實際經驗」陳述，自然呈現「溝通」的影響力。

所謂「有話好說」或是「話怎麼說很重要」，換一種視角、換一種說法，結果大不同，而不同的溝通方式會呈現不同的事件結果，進而導出迥異的親子關係，最後形塑「不同的人生」。這是本書的精髓，看似可有可無的生活品味——精油芳香，透過本書以親子、家庭溝通的呈現方式，忠實地展現，精油芳香是生活美好的必要元素。

這就好比「保護、促進及支持母乳哺育」的核心概念，「孕、產、哺、育」除了提供下一代健康的開展關注之外，更是生活事件，也是關係建構。哺乳育兒及親子芳療如何應用在生活日常中，不是一次的演練或是突發奇想，而是生活點點滴滴的習慣與態度。誠心推薦給您，期盼透過閱讀與生活實踐，我們都可以一起進入「精緻美學」的育兒人生。

華人泌乳顧問協會理事長

Foreword ii 推薦序 II

我是美菁就讀護專階段教她人類發展學的老師，印象中她是個對生活充滿熱情及好奇探索的人，時隔十多年再相聚，知道她在安寧護理專業領域有過歷練，且經歷免疫疾病的煎熬，也完成碩士學位並育有兩個可愛的寶貝，這些都是她寫作及演講的養分。

美菁是個感性的生活藝術家，豐富的經歷使她常反思生活經驗，培育出獨特的品味，更難得的是她一直有著護理科學家的精神，若有人質疑她的教材內容，她便會積極查找研究文獻，並虛心與專家討論，以提供給大家最新最有用的資訊。

美菁在精油香氛這個領域深耕多年也具備國際專業認證，她將親子芳療應用及對生活的悸動與反思，透過這本書傳達給讀者，文中以日常生活的親子互動為例，簡單、具體又實用的帶領大家認識香氣如何應用在育兒與親子的適性教養中。

由於兒童就如同海綿，身心皆在發展當中，因此能快速吸收周遭家人的身教和言教；除此之外，兒童與生俱來的五感，更是親子在此成長階段可善加利用的媒介，因此對於想利用芳療進行親子互動的父母而言，本書是極佳的指引。

國立臺北護理健康大學護理系助理教授

林芳怡

Foreword iii 推薦序 III

「人際溝通」從古至今都是人類共通的難題，夫妻之間都不見得能了解彼此，更何況是親子之間的互動。

大多數的人都不清楚，孩子的性格、習性及喜好都來自於父母的氣息 DNA，父母的相處互動好與壞，直接影響了孩子的價值觀及面對外界的勇氣，這不是學校老師的事，而是身為父母的我們應該重視的課題。

從天賦密碼調頻學程的諸多案例中，也印證了親子之間的對應關係。

美菁老師是一位有著獨特嗅覺的香氛專家，「表達及溝通」更是她的強項，多年來協助很多父母在親子溝通上，有了更好的互動關係。

推薦給你這本《親子芳療》，是她與兩位兒子在成長中的教養實例，各位可以從篇章中學會全然的傾聽，並將更多的愛與包容給予寶貝。

鋒魁文化集團營運長、軟雕塑藝術家

林金龍

Foreword iv 推薦序 IV

一晃眼和美菁相識已經 10 年了，2011 年在電視台主持節目時開啟了我們的緣分，當時她上節目宣傳新書《自己做天然精油保養品》，短短半個小時我們相談甚歡，結果從台上聊到了台下，從工作聊到了人生，聊著聊著便就此成了好友。

我眼中的她是個有太多故事可以分享的人，從護理師到鑽研精油芳療，再到現在的香氛調香事業，一路看著她不斷擴張事業觸角、自我進修成長，儼然成了個別人眼中的女強人。

在聊天當中，我曾經問她：「妳這麼忙，怎麼維繫和孩子之間的關係？孩子沒有抱怨過妳陪他們的時間太少了嗎？」她自信滿滿的告訴我，她和孩子之間的相處是「重質不重量」，雖然陪伴的時間不如全職媽咪多，但親子間的感情卻是透過關鍵時刻的理性溝通，以及生活中的品味分享，一點一滴構築而成。事實也證明，這樣的親子關係是平等而成熟的，而她的兩個男孩也的確培養了和媽咪一樣敏銳的感受力，不僅懂得生活、在思考上也比同齡孩子來得更自律、有想法。

原來對孩子的愛，除了物質的給予之外，芳療也能成為滋養彼此身心靈的一帖良方。結合自身的經驗和專業，美菁此次推出的這本新書《親子芳療》相信會帶給很多希望增進親子關係的用心父母更多不同啟發。

台視主播、「台灣名人堂」節目製作人、主持人

侯乃榕

Foreword V 推薦序 V

你聽到孩子的聲音了嗎？

孩子常不被父母理解、不被認同，孩子從小最多自信心受挫是從原生家庭開始。父母常會從自己的角度去批判孩子的言行，是對自己當父母的不自信還是對孩子的不認同？

美菁是一位充滿生活藝術與正能量的天然香氛氣息療癒專家，擁有豐富護理背景的她透過天然精油產生的氣息，幫助父母透過愛與感性來幫助孩子的成長。透過美菁老師《親子芳療》這本書中，利用精油香氛啟發孩子的五感，可以讓親子間的溝通充滿愛與理解，也可以幫助父母更了解孩子。

在教育界 30 年，看過許多孩子成長過程中因不自信、不被理解認同，讓孩子們的成長遇到更多的問題與考驗，親子間關係建立，來自於支持與同理。我常告訴我補習班的家長們，跟孩子對話一定要記得蹲下來跟孩子一樣的高度，你才能懂孩子們的語言與思維，孩子才能理解父母的苦心！

立德爾企管顧問有限公司總經理／許文玲

Foreword vi 推薦序 VI

閱讀美菁老師的新作《親子芳療》，這本保健工具書裡的小故事，心中有大大的感觸。現今社會少子化，大家對於家中唯一唯二的寶貝，都希望提供最好、最棒的給他們，但往往因為不良的溝通及同理不足，而造成許多矛盾與誤解，愛應從了解開始，以身教做孩子的榜樣。

與美菁老師認識很多年，她也是自己的同行——護理師，一直以來她都在推廣芳療上不遺餘力，並在費盡千辛萬苦成為媽媽後，從教養孩子的過程中，將理論和實務結合，完成這本內容實用又豐富的親子芳療書籍。

我本身為醫院臨床工作 38 年的兒科護理長，跟成千上萬的家庭接觸。每當到了冬天就是醫院兒科的旺季，過敏的、感冒的小朋友激增。到了暑假後又有一群孩子上幼兒園，這時情緒問題、上學不適應、擔心被別的小朋友傳染等狀況一堆，家長們忙於應付各種突發事件，自己也處在不安的情緒當中。

此時家長們常常為了如何安撫孩子情緒、給孩子安全感並提供最天然無毒的居住環境，以及增強孩子的免疫力並預防身體不適倍感困擾。在本書中都有詳細的說明，例如：如何預防被蚊子咬？有孩子的家庭如何用精油抗黴菌病毒？如何給孩子陽光及安全感的味道？如何給孩子帶來放鬆的氣息？如何保養呼吸系統？如何安撫孩子的身心？很樂見有這本親子芳療保健書，能夠解決很多媽媽在居家照顧孩子上的困擾，自己身心靈也獲得安適及療癒，在育兒之路上更有自信及成就感。

國際母嬰健康照護協會理事長／薛惠珍 Jennifer

Foreword vii 推薦序 VII

孩子是宇宙給我們最好的禮物！許多人是成為爸媽之後，才學習怎麼當父母，我也不例外！還記得剛開始生老大時，真的是照書養，對於小嬰兒的一顰一笑，真的牽動我跟爸爸的每條神經！當時身為護理人員的美菁，常常跟我分享許多小撇步，我跟美菁很有緣分，我們的育兒生活都是差不多時間開始的。剛開始我們討論的不外乎是孩子要怎麼吃，怎麼照顧，記得當時美菁常常會變出許多神奇的法寶：對付尿布疹的天然精油藥膏、幫助小寶貝一夜好眠的按摩油、預防蚊蟲叮咬的天然精油噴霧。美菁有著源源不斷的熱情，每次介紹精油產品，總覺得她是一個神奇的植物學家。

隨著孩子漸漸長大，看到美菁從照顧孩子的吃穿，到關照孩子的心靈健康，我們會分享育兒的心得，以及自己的心靈成長。每天都非常忙碌的美菁，跟兩個兒子是很好的朋友，孩子爸爸搞不定的事情，常常要美菁出面來溝通。美菁將植物的好能量，用在安定孩子的情緒上，也從細細聆聽孩子的話語當中，讓孩子充分表達自我。我想祕訣就在於她運用了天然香氛來建立親子的連結！

詩人紀伯倫有一段很有名的育兒經：

你的孩子不是你的，他們是「生命」的子女，是生命自身的渴望。

他們經你而生，但非出自於你，他們雖然和你在一起，卻不屬於你。

你可以給他們愛，但別把你的思想也給他們，因為他們有自己的思想。

你的房子可以供他們安身，但無法讓他們的靈魂安住，

因為他們的靈魂住在明日之屋，那裡你去不了，哪怕是在夢中。

你可以勉強自己變得像他們，但不要想讓他們變得像你。

因為生命不會倒退，也不會駐足於昨日。

— 卡里·紀伯倫（Kahlil Gibran）

許多人看到這首詩，想到的是不能把自己的意志強加在孩子身上，但其實親子關係是雙向的，父母也不能為了成就孩子而犧牲了自己的意志。我自己的親身體會也是如此，正向的親子關係源自於父母對自我的覺醒，照顧孩子的同時，也需要照顧到自己；孩子成長，父母也要跟著成長，這樣才會有健康永續的親子關係。

美菁跟我的育兒之路，也跟我們兩人不約而同走上的人生道路一樣，一起同時成長。美菁向大自然借力，運用天然香氛的力量，協助許多人自我覺醒。我也向大自然學習，運用我的專長來協助企業永續經營。我們都選擇了創業的路，走在一條需要時時吸取養分、不斷成長茁壯的路上，建立起自己在商業世界的角色。

當孩子年紀漸長，需要學習如何與人相處、學習如何互相尊重、建立自己的自我認同、學習同理他人；我相信當孩子們看到媽媽們也很努力地在經營自己，在商業世界裡將自己所學貢獻給社會，我想這會是最好的正向學習。

很恭喜美菁再次無私地分享她的魔法，把植物的天然香氛氣息與好的能量分享給更多人認識。也祝福天下的父母都能夠學習到這個魔法的力量，學會跟大自然借力，運用天然香氛來幫助我們自己成長，也幫助我們孩子的靈魂成長，讓我們有更強固的親子關係！

鋒魁文化集團藝術總監、金源誥國際有限公司總經理

蘇玉櫻

Preface 作者序

我的第五本著作終於要問世了，這本是目前寫得最久的一次，因為其中經歷了疫情、至親的離世，過程中也讓我有更多的時間能沉澱思考！其實親子關係是非常艱難的一門學問，過去是父母的女兒，有著女兒對父母的期待，現在是父母，又有著對孩子的期待，其中我發現關係中的「期待」是最需要平衡與處理的部分。沒有不愛孩子的父母，只是父母給的不是孩子期待的；而孩子也沒有不愛父母，只因為孩子從父母身上沒有學會什麼是愛。

在二十年的教學經驗裡，看到家庭對一個人一輩子的影響何其之大，相愛的彼此卻互相折磨，但很慶幸，我透過香氛頻率的世界找到了其中的解藥，讓我學會如何調頻，譬如在孩子小時候，透過嬰兒按摩與孩子建立親子關係；譬如為孩子做一頓他愛吃的菜，讓孩子感受到關心；譬如帶孩子手沖咖啡讓他們體驗到與父母的氣息流動；譬如透過藝術欣賞了解孩子們心裡的想法。透過很多的互動，幫助彼此調頻，讓頻率能互相共振，良好的共振就帶來了良好的互動，滿足彼此的需求與平衡彼此的期待。

這本書主要先以天然香氛中的芳香療法作為互動的工具，其中也有許多我個人的經驗，因為我經歷了這些過程，我在分享的時候更能理解現代父母在經歷哪些事情，同時也收集了很多個案的案例，讓更多東方的父母使用起來能更順手，過去我們看了許多親子芳療書都是西方的作者，但教育會因為文化的不同而有落差，所以我更清楚這本書的方向要用亞洲父母的處境來撰寫，讓亞洲父母也能體驗天然香氛帶來的美好感受。同時素養教育也是現在教育的新模式，透過感性與理性兼具的互動模式，讓孩子在學習上能更快適應。

最後這本書的完成，我要感謝的人依然很多，感恩宇宙能量帶領我，感謝鋒魁文化集團的戰友們互相支持與鼓勵，感謝周遭一直在幫助我的師長、朋友、還有我的家人們，以及願意打開這本書的您，一起享受生活帶來的美好，並且傳承下去！最後我要感謝我在天上的奶奶及父親，當時奶奶的支持造就了我的芳療道路，因為父親傳承的使命感，讓我有勇氣繼續走下去。

陳美菁

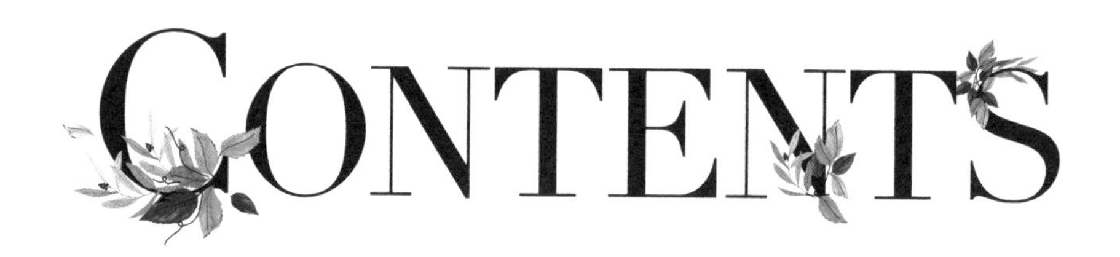

CHAPTER 01

孩子是父母內在的鏡子

CHILDREN ARE MIRRORS OF THEIR PARENTS

CHAPTER 02

另類教養與親子芳療

ALTERNATIVE EDUCATION AND AROMATHERAPY

CHAPTER 03

孩子身體常見症狀與另類處理

COMMON SYMPTOMS IN CHILDREN AND ALTERNATIVE THERAPIES

喚醒初衷，透過天然香氛，幫助親子關係，調整頻率，累積美好記憶

教學二十年的期間，從我自己開始學習並訓練成為芳療師、天然香氛調香師、品酒師、手沖咖啡學程、天然食材烹飪學程、藝術學程，在教學的過程，我發現這些都是拿來「調頻」的工具。

這些天然香氛的氣息，有些是有形的，有些是無形的，有形的譬如是一朵花、一杯咖啡，無形的是一個藝術作品在空間中改善氛圍，而每個人也都帶有不同的氣息，譬如忠厚老實的氣息或是文青氣息，氣息是氣味的訊息，氣息是一種頻率，而調整頻率就能調整氛圍，而氛圍能影響情緒及感受，透過這些天然香氛所帶來的氣息，也能類推改變自己的氣息，而自己的氣息改變了，對於人際關係自然就有所改變。

過去認為精油會讓人感受到放鬆，也可以拿來處理一些身體的症狀，因此感到好奇，但在經歷了這些芳療師的臨床過程後，發現香氣不是只有在有問題的時候才能拿出來使用，它也能提升生活品質，透過香氣能讓自己慢下來，體驗生活裡的每個細節所散發的味道與氣息，而當我們慢下來，就能開始感受到自己與自己之間，人與人之間，人與物，人與空間的連結，終於能夠明白何謂萬物靜觀皆自得，處處留心皆學問，讓我知道原來自己與周遭人事物的連結，需要打開心去體驗與感受。

人的感官吸收外界訊息，而產生感覺，進而產生感動，但往往我們在感官快速吸收訊息的過程中，不但沒有感覺，更不要說有感動，而沒有感動就無法連結情感，因此這些年來，我不停整合所學，盼望能整理出一套系統，不但能透過香氛氣息頻率讓生活品質更好，更能運用在生活裡的方方面面。

這次這本書，主要是運用天然香氛中的植物香氛與親子關係連結，也是一種包含觸覺的互動方式，因此提供給更多父母能與孩子間有更多的良性互動，未來也希望還能夠透過更多的天然香氛互動方式，分享給更多有緣人！

CHAPTER. 1

孩子是
父母內在的鏡子

Children are Mirror

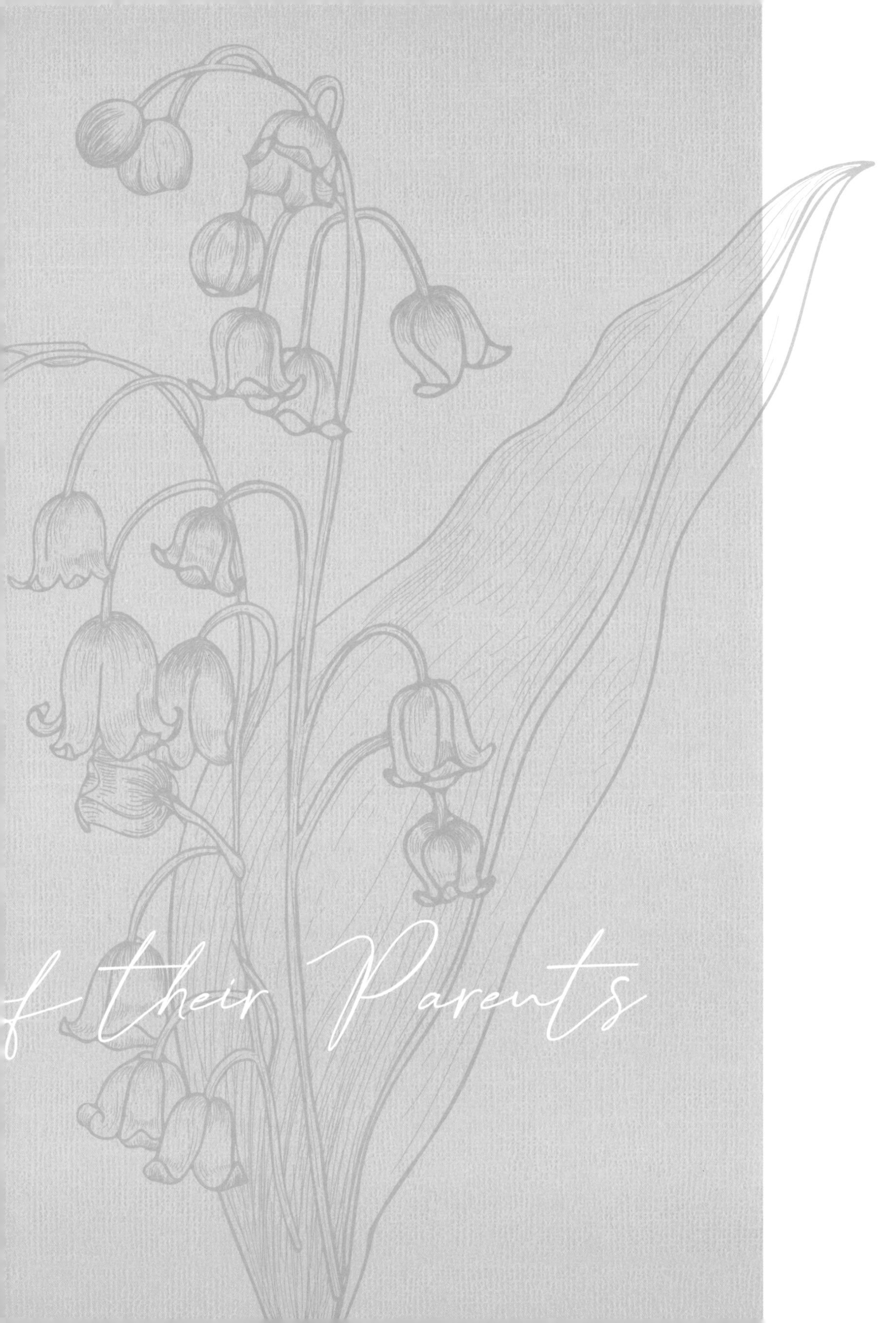
f their Parents

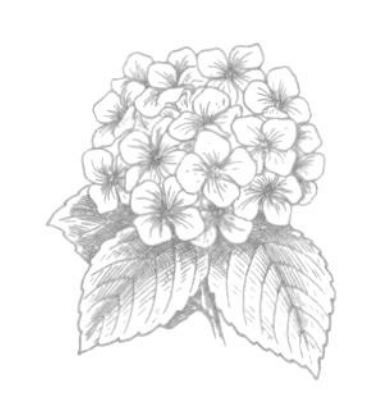

Article.01

孩子的個性是遺傳誰

當了父母的都有一種特殊的體驗，那就是看到自己孩子的行為舉止時，常哭笑不得，怎麼能夠好像看到一個小小的自己在做一模一樣的動作，對事情有著一模一樣的反應，連吃飯的動作一個角度都不偏差！我常常看著孩子思考原來自己的樣子是這樣，根據現代心理遺傳學觀點，性格是會遺傳的，同時也會受到後天因素的影響。也就是說孩子會透過後天模仿父母的行為，孩子的行為都是靠模仿學習而來，即使遺傳有占一定的比例，但父母的身教是更為重要的。

Section 01

後天影響孩子的主要行為

當年我在念研究所的時候，學到了遺傳疾病這件事情，即使一個家庭裡有遺傳疾病，但也不是每個家庭成員都會罹病，原因是致病也是需要條件的，25% 遺傳＋ 25% 環境＋ 50% 生活型態，因此遺傳絕對不是唯一的理由，而是生活型態占大多數，因此以此類推孩子的性格養成來自於哪裡？當然來自於父母的基因與教育（環境＋生活型態）。

也因為這樣，所以我一直提倡使用天然香氛的觀念，目的也是給孩子天然的環境與養成喜愛天然的生活習慣，因此這樣的觀念也深植孩子的心中，記得有一次帶著我的兒子去逛街，結果他們經過一家都在賣香氛的店時，他們竟然抬著頭跟我說：「媽媽這是化學香精對不對？」我當下有點吃驚，一個幼稚園小班的孩子，會跟我說那是化學香精不是天然的，我相信那是因為他們透過後天的模仿學習而來，也因為這樣影響了他們在成長過程的「選擇」，對於食物、使用的物品，開始養成所謂的「品味」，有味素的食物一入口，便會知道這是對健康有害的食物，當父母選擇好的東西時，孩子會跟著模仿，但現在許多父母都省吃儉用，把好的留給孩子，但卻不一定把最好的留給自己，這樣的做法沒有不對，但對孩子在學習的過程中，會無法與孩子討論品味後其中的差異性。

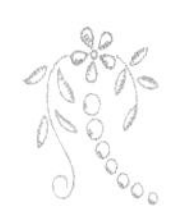

Section 02

依孩子先天資源，做出適性教養

父母常會鬥嘴說：「別再說好的都像你、壞的都像我！」曾有研究發現 X 染色體帶有智商基因，而媽媽提供的卵子上面的染色體一定是 X，爸爸的精子提供 X 或 Y 染色體，這會決定性別，X 是女生，Y 是男生，所以就有推論兒子是 XY 染色體，則智商來自於媽媽，所以兒子聰不聰明看媽媽就知道了，但專家也強調，智商遺傳機率只占 40 ～ 60%，其他大多來自環境因素。

而更多非遺傳因素，在研究中發現父母與孩子的情感連結，給予安全感滿足，對於孩子的記憶、學習及抗壓、自信都有明顯的幫助。因此千萬不要罵孩子笨或是沒抗壓性，因為這些都是父母給的，不論是基因還是情感連結，以及安全的環境。只有我們給孩子適才適性的教養環境，才能幫助孩子在成長過程更健康、更快樂。每個孩子的智商與發展一樣，都在遺傳與環境兩者影響下，若期待孩子能耳聰目明，也能透過多元智能開發與啟蒙，所以遺傳也不是絕對。

從懷孕的那一刻起，就開始體會到大自然的奧妙，一個極小的受精卵，就能孕育出人體的系統，並且能賦予思想及思考，不得不佩服宇宙的創造力，同時孕育出來的孩子，如何能在一個天然的環境中長大，並且幫助孩子在成長過程中，能夠養出懂得尊重自己、尊重他人、尊重環境的特質，這是每個家長的使命與責任。好好的教養孩子，也是可以將更好的事物傳承給這個世界。

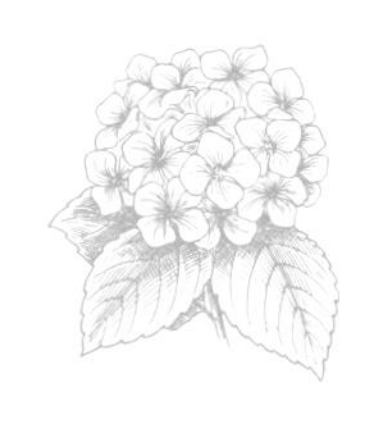

Article.02

每個孩子都是獨一無二的個體

曾經有一句廣告詞：「孩子不要輸在起跑點上。」因此父母們都擔心自己的孩子輸在起跑點上，許多父母也因為這樣所以給了自己莫大的壓力，但是每個孩子的起跑點都不一樣，而我一直覺得，不要讓孩子輸在終點才是重要的，但更重要的是不要讓孩子輸給他自己。

經歷過教學近二十年，接觸太多的學生，大家都害怕跟別人不一樣，但是人就是獨一無二的個體，為什麼這麼多人害怕跟別人不一樣呢？經過工業革命後，用機器代替生產，任何的過程都是機械式的，包括人也都變成機械式的！每個孩子就像每種不同的花，玫瑰不會是百合，百合也不會是紫羅蘭，只有體會到孩子的獨一無二，才能知道如何教養。

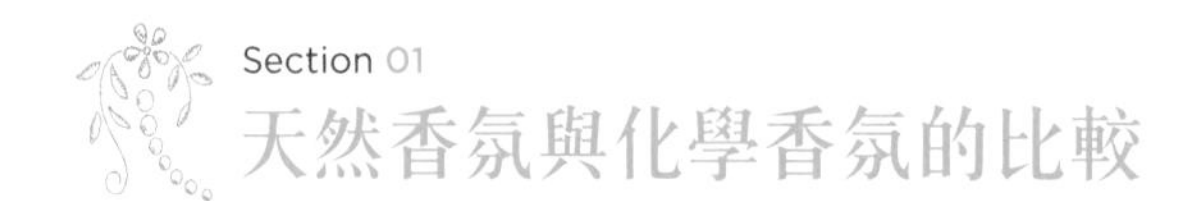

Section 01

天然香氛與化學香氛的比較

埃及古諺語：「當妳在嗅吸一朵花的香氣，就是在嗅吸她的靈魂。」因此天然香氛與化學香氛最大的差別在於「靈魂」，好比天然香氛是人，化學香氛是機器人，使用天然香氛的好處不單只是對身體健康，情感與大自然的連結更是重要。

再者天然香氛與化學香氛最大的差異在於香氣的持久性，天然香氛因為分子小，所以容易在空氣中揮發，因此常有選擇天然香氛香水的愛好者，都知道天然香氛香水就需要常「補妝」，但化學香氛為了持久性，通常都會加入定香劑，也就是常聽到的塑化劑、環境賀爾蒙，這會引發人體神經系統及內分泌系統的危險。

天然香氛是記憶的訊息，從生理學的角度看來，嗅覺是不經過脊髓直接到達大腦的感官，嗅覺會在大腦邊緣系統喚醒記憶與情緒，而天然香氛會引發人類的情感，使情緒感到愉悅與放鬆，例如：可能因為大蒜麵包的蒜香，就引發兒時爸媽帶我們吃牛排的美味記憶；也好比我們到森林裡大口呼吸，感受樹木的香氣與芬多精就能有放鬆與愜意的感受，而化學香氛大多會令人感受到頭暈或是嗆鼻，是無法取代天然香氛帶來的情感連結與放鬆。

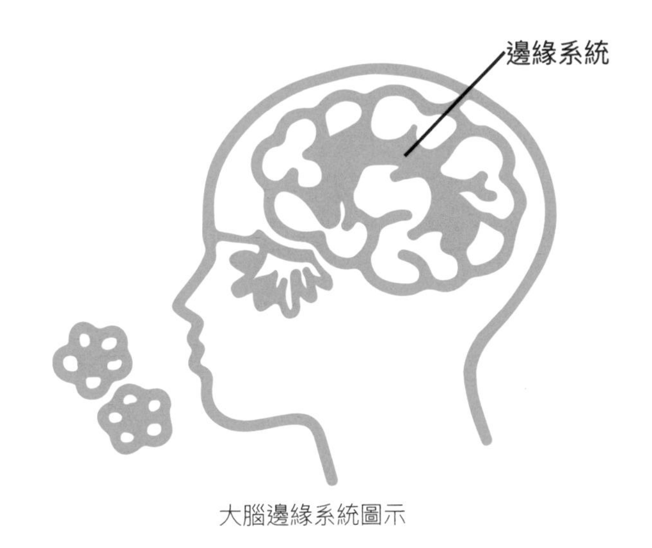

大腦邊緣系統圖示

但化學香氛為何會崛起？商業考量價格與易取得性是很大的因素，但也因為這樣的社會氛圍，所以許多人也紛紛加入了化學香氛的行列。但也有一個非常重要的原因，就是社會缺少對於天然香氛與感官覺醒的教育，現在還是有許多人無法辨識天然或是化學，因為長時間接觸化學香氛，感官早就以假亂真，因此推廣教育此時更為重要。

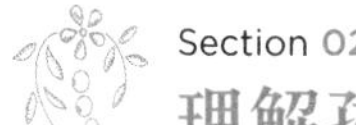

Section 02

理解孩子的框架，並以香氛引導

每個小孩小時候都需要常規健檢，評估孩子的生長曲線比例，是否在正常的發展範圍內，而原本就身為護理人員的我知道，這個只是一個比例，用大數據推測孩子是否有發展遲緩的問題。但有許多父母不瞭解，只要孩子不在 90% 的曲線內，就會很擔心小孩是不是有問題。

其實當很多事情被數據化及量化後，大家就很怕離群索居，好像跟大家在不一樣的範圍內，就是有問題，但每個孩子本來就有個別性及差異，大數據為我們帶來一些便利，但也為人設了框架。

而我們的孩子，從小如果他們就能理解自己與別人的不同，就能培養出自信與創造力。我曾經告訴我兒子，今天你不管考幾分，你都是我的寶貝，小時候的我們常聽到父母說，你不乖就不疼你，或是你不怎樣我就不怎樣之類的恐嚇言語。

印度有一部電影「心中的小星星」，說著有閱讀障礙的孩子，其實透過好的引導，都會有著無可限量的天賦，如果還在為孩子跟別的孩子不同而煩惱，那麼我會很恭喜你，因為你的孩子真的很特別，就像一個特殊又具有個性的香氣，只需要經過用心設計與調配就能變成一瓶感動人心的香水。

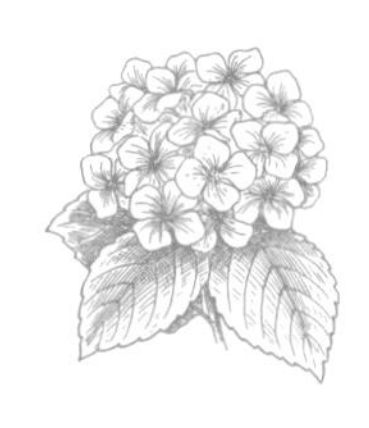

Article.03

想要當好父母，先要學會調整自己

沒有人天生就會當父母，都是從當了父母後才開始知道當父母是怎麼一回事，過去做親子香氛諮詢，很多新手爸媽都因太緊張，而導致失眠、掉髮等壓力過大的症狀，甚至有些孩子很敏感，常常會哭鬧或是在學校被貼上過動等標籤。

但對於父母而言，要面對這樣的孩子其實是需要勇氣與心理準備的，過去我不論接受了能量的訓練也好，心理學也好，都告訴我們孩子就是父母的投射，這樣的說法也曾經讓許多爸媽不服氣，覺得自己與孩子明明就差很多為什麼說是內心的投射。

許多研究都告訴我們，孩子是靠模仿學習而來的，也就是說孩子的每一個習慣、每一個行為都是父母身教後的結果，大腦中的鏡像神經元會像鏡子一樣的模仿與學習，研究指出出生 40 分鐘後的嬰兒就有模仿的能力，因此想要給孩子好的教育，父母就要從認識自己開始。

我記得小時候被爸媽體罰或經過一番責罵，都告訴自己，以後我才不要變成這樣的父母，但等到自己有孩子的時候，沒想到自己無意中也把父母的教養方式複製在自己教養孩子身上，甚至有時候把自己無法完成的期待，加諸在孩子身上，要求孩子完成自己的遺憾，而當孩子無法達成我們的期待時，我們的失落與憤怒也讓孩子失去自信，此時親子衝突也隨之而來，所以父母更要了解自己，才能覺察在教育孩子的過程中是滿足孩子，還是滿足我們自己？

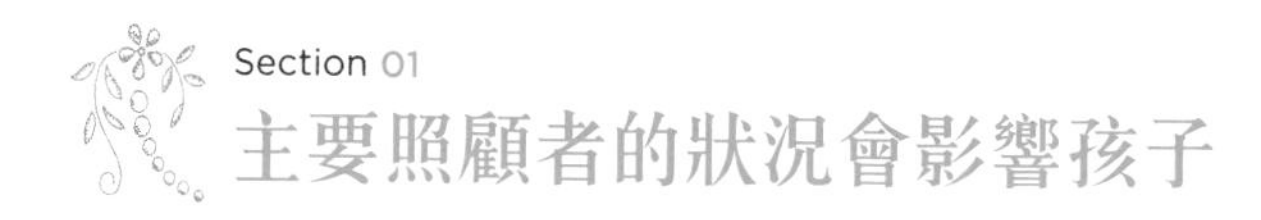

Section 01
主要照顧者的狀況會影響孩子

曾經有許多家長為了孩子的異位性皮膚炎及氣喘煩惱不已，而我也為了尋找孩子異位性皮膚炎及氣喘緩解的處方，去尋找了很多資料，而大部分的資料都指出異位性皮膚炎的發作，主要是孩子的情緒波動導致症狀的發生，但孩子的情緒波動來自於哪裡呢？當然大多來自於父母，或是相處最久的主要照顧者，而父母的情緒來自於哪裡呢？工作？經濟？但很多身在經濟無虞、工作無憂的家庭中的孩子，一樣會有這些疾病的存在，那問題在哪裡呢？

於是因緣際會下，我看到了療癒界第一夫人露易絲・賀《創造生命的奇蹟》一書中提到，疾病是心靈的實體化，我們常無法察覺自己的情緒及感受，因此身體就會將情緒產生的感受轉換為疾病呈現，讓人們察覺，而當我們情緒產生波動，其實我們的神經系統、免疫系統、內分泌系統都同時開始啟動，而書中提到氣喘是感到窒息的愛，異位性皮膚炎則是缺乏安全感與不安，因此就不難了解父母無形中將潛意識裡的恐懼及不安給予了孩子。大人認為的愛，是否無形中變成孩子的情緒勒索而我們卻不自知？

依循著這個邏輯，之後我遇到這樣的個案，我都會從父母諮詢先開始，我不會直接就跟爸媽說，異位性皮膚炎用什麼精油、氣喘用什麼精油，我會直接了解父母童年時代發生了什麼事？而又是什麼環節形成潛意識後造成對孩子的壓力，往往有時候父母放鬆了，孩子的狀況也會越來越有改善。

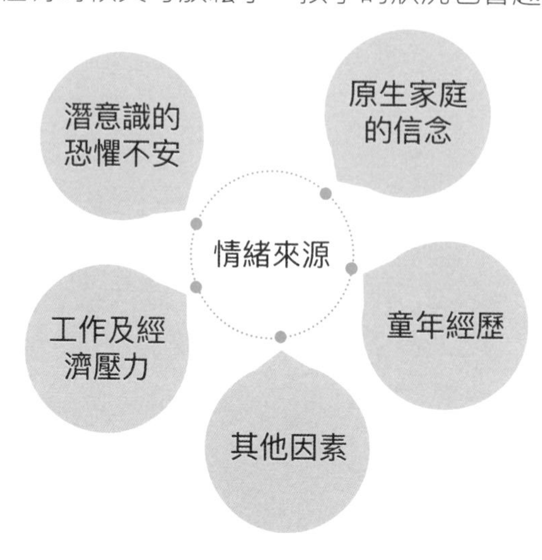

case

曾經有一個媽媽小時候她的母親有嚴重的潔癖，只要一點點灰塵或髒亂，媽媽就會要她立刻去洗手、洗澡，並威脅會有很多細菌會死翹翹，當然這位母親長大後的信念也是如此，因此家裡比無菌室還乾淨！

而我當時先鬆開她的信念，保持乾淨是沒錯的，但過度了就不是好事，每個人都有免疫系統，只有放鬆有好情緒，才有好的免疫力，有好的免疫就能抵抗細菌的攻擊！這位媽媽就開始嘗試著增加對髒亂的閾值（臨界值），慢慢的一段時間下來，她開始把專注力回到自己身上，每當一點灰塵又讓她不安的時候，就自己使用薰香放鬆，漸漸的孩子皮膚及氣喘的問題也開始好轉。

這個個案讓我看見香氣提供的是：對自己及對孩子的柔軟，父母愛自己就會懂得愛孩子，讓孩子不會因為愛而有壓力。而跟孩子能輕鬆相處也就能算是好的父母，因為我們已經教會孩子如何建立親密關係。

✲ 影響的過程：

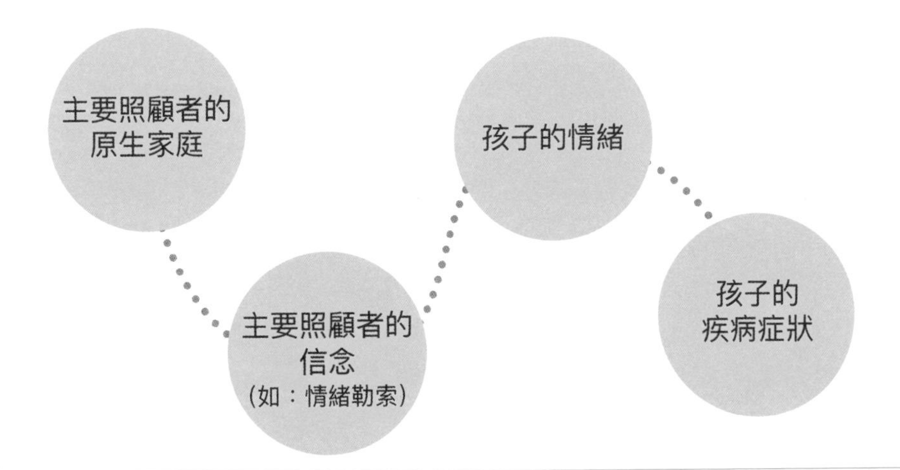

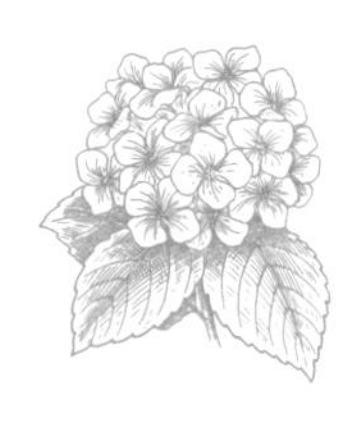

Article.04

拿掉擔心，才是給孩子最好的正能量

以前我在慈濟念書的時候，證嚴法師的靜思語錄就有這麼一句：「能被父母祝福的孩子最有福」。當時我年紀小，還不能理解，會有父母詛咒自己的小孩嗎？後來自己到高中及大學教書，我才知道許多孩子沒有自信或是畫地自限，都來自於小時候的記憶，常聽到學生說：「我媽媽說我很笨」、「我就是沒有隔壁鄰居會讀書」、「我不乖我很爛」。

我漸漸明白，原來父母的每一句話都造就了孩子對於自己的看法，而一句好話是祝福，一句負面的話就成了詛咒，其實東方的社會教育，大多都不會說讚美的話，因為含蓄、害怕、難為情，漸漸地就忘記怎麼讚美，而忘了讚美大多來自父母的擔心，就像會有長輩說，不要在孩子面前讚美他，不然會很難照顧；孩子不能讚美，會變得驕傲。很多信念似乎都在告訴我們，讚美孩子會鑄成大錯，而沒被讚美過的孩子也沒學過怎麼讚美別人，因此父母要先拿掉自己的恐懼才能給孩子真正的祝福！

case1

❖ 讓孩子走出自己的路

我曾經遇過一位女企業家，她的兒子不按照一般孩子的學習步驟，讀高中的時候就一直想要去遊戲公司打工，但這對社會經驗豐富的母親來說，她深怕孩子的未來是不是就會毀了。後來她經過幾次的自我反省，她覺得沒有什麼一定對的，孩子只是走了一條不在她預期及期望的道路，但未必不是一條適合孩子的路，後來她不再堅持，決定讓孩子做自己，後來經過幾年後電玩市場變成主流，而孩子也走在自己能發揮創意的道路上。

當初這位母親如果讓自己的恐懼放大，阻止孩子，相信現在孩子也不會找到自己的路！

當然很多父母也會恐懼，那什麼路才是對的？我相信身為大人的我們應該也沒辦法百分百肯定自己的路是對的吧？但我始終相信信念創造行為，行為成就實相，當我們腦子裡充滿祝福自己、祝福孩子的正能量，那麼我們就會被正能量所牽引，當然前提是這些路是合法的，是不傷害自己、不傷害他人的！

case 2

尊重孩子的喜好

記得我小兒子念幼稚園的時候，非常喜歡粉紅色，牙刷、漱口杯、書包、鞋子、衣服……通通要粉紅色，當時我公婆無敵擔心，一直問我孩子的性向會不會有問題，硬要幫他改買藍色，但我兒子就是倔，不是粉紅色就不要！而我一直站在我兒子這邊，我堅決要尊重孩子的喜好，色彩的刻板印象我覺得其實沒那麼嚴重，也有很多女孩喜歡水藍色，但為什麼就不會被歧視？我覺得這不合理，我就跟我公婆溝通，孩子喜歡什麼顏色是審美問題不是性向問題，漸漸地我公婆也接受了他們長輩覺得不可思議的行為。

當時我做這些事，也只是覺得要給孩子祝福而不是擔心，因為我看過太多男性藝術家喜歡粉紅色，我覺得很好，還曾經暗自竊喜，後來兒子上小四時寫了一張母親節卡片給我，他告訴我說：「媽媽謝謝您，當沒有人了解我的時候我都不會害怕，因為我知道您一直支持我。」我看完流下淚，原來無形中我給了孩子這麼正向的感受，就有如每個人對氣味都有不同的喜好，一律給予尊重！

猶太人有一句話：「不會笑的不要開店，不會讚美的不要講話，不會說故事的不要銷售」。這雖然是做生意的道理，但我覺得教育就像在做生意，要對方心甘情願買下你的信念，而我們思考，什麼情況下我們會掏錢買下對方的產品？就是他給了我們希望、給了我們感動、給了我們尊重，所以給予祝福，就好似猶太人做生意的宗旨，也是給孩子滿滿他願意買單的愛，一個充滿愛的孩子必定是充滿正能量又溫暖的孩子！

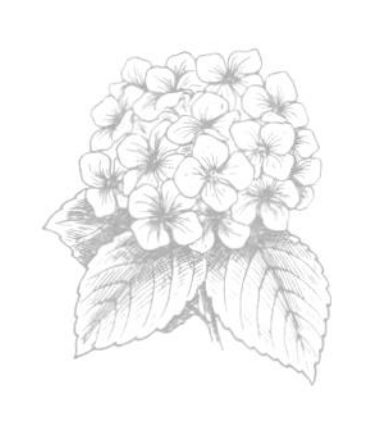

Article.05

喚醒感官教養與親子芳療的好處

近幾年流行的一個教育議題「素養教育」。每個孩子都不一樣，除了知識的學科外，品格、情緒管理、生活技能及解決事情的能力等，這些才能培養出多元的生活技能及良好的人際關係。因此知識學習不再是唯一，而是品味及品格教育更是重要。

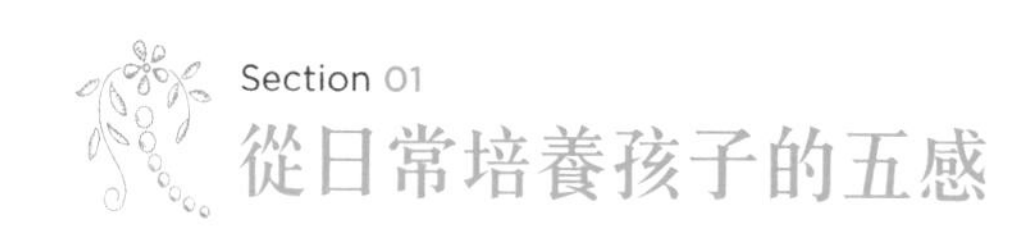

Section 01

從日常培養孩子的五感

這些年我深刻體會喚醒感官與大自然的連結，對於孩子的觀察力、審美力，以及安全感等，是何等重要。

其中提到嗅覺對於情緒的影響有多深遠，而足夠的觸覺刺激能增加孩子的安全感等，我在懷孕期間初期，就開始進行一系列胎兒的五感刺激，透過孕期使用精油與天然香氛（嗅覺），品嚐好吃的食物（味覺）、聽悅耳的音樂（聽覺）、在肚皮上輕輕按摩（觸覺），讀繪本（視覺）等方式，在第二章會有詳細說明如何進行五感刺激，幫助孩子培養感官覺醒。【詳細請參考P.40 如何刺激五感。】

而我也將這一系列胎教方式編輯成課程，在許多媽媽教室做演講，有許多媽媽在產後都跟我分享，這樣的胎教對孩子出生後，的確在情緒安撫上有很大的助益，而出生後繼續執行嬰兒的感官刺激，很明顯能跟孩子之間培養良好的互動模式，也是建立親密親子關係的開始。孩子透過感官更細緻的探索世界，探索父母，探索自我。

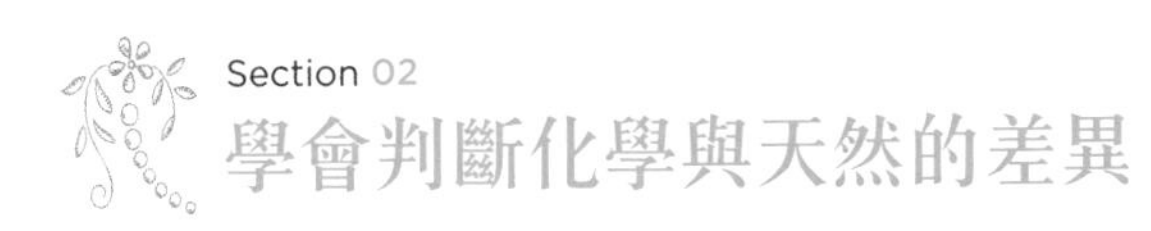

Section 02

學會判斷化學與天然的差異

感官刺激，很重要的第一步，就是給孩子的「第一次經驗」是非常重要的，第一次的經驗會架構孩子對事物的看法，所以當我的孩子一出生時，從清潔用品到日常所使用的每項產品，我都會選擇天然無香精，因此孩子的感官無形中也開始形成判斷力，就好例如果每天都吃到最好的橄欖油，那麼哪一天吃到的油有問題，一定能馬上覺察，如果喝習慣了新鮮茶葉泡的茶，喝到茶香精泡的茶一定馬上能知道，所以讓身體都感受到好的，就會明白什麼是不好的，因此學會的就是——如何選擇這回事！

story

我的兩個兒子都非常喜歡吃番茄義大利麵，有一次我帶他們上館子吃義大利麵，當時五歲的弟弟馬上說：「這番茄不是用新鮮番茄！」

我很驚訝他怎能明確的判斷，於是他開始表達他觀察的結果：「上次那家是用番茄醬，就只有番茄醬的味道；之前我們還有吃過新鮮番茄去燉的，有新鮮番茄的味道；然後有一次我吃到的是比較酸的番茄泥，可是有鐵罐的味道！」

聽完他的分析我蠻開心的，證明之前做的感官刺激都沒有白做了！當感官得到完整的鍛鍊，孩子會開始注意周遭的美，也更容易注意到事物改變時的反應模式，若環境中的人事物產生改變反應時，不但容易跟著應變，同時要建立人際關係與適應新環境也容易許多。

從孩子出生後，我就執行嬰兒按摩及香氣刺激，即使孩子現在已經上國中，我們仍是會互相擁抱，從小養成的習慣，長大後就不那麼奇怪。而也同時發現他們在日常生活中對於嗅覺的敏銳度，記得小時候帶他們逛街時，只要聞到香過頭的味道，他們就會說：「這是化學的味道。」

逛完街回家會說：「我要用葡萄柚泡澡。」孩子的這些反應我想都是因為從小給他們的訊息，形成習慣後就會養成生活的態度，因此我非常推崇孩子的感官喚醒及親子香氛的運用，會讓孩子學會選擇，因為人性只要嘗試過好的，就回不去了！

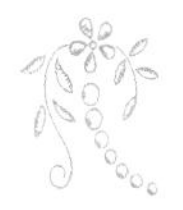

Section 03

感官教養與親子香氛的益處

❊ 感官刺激：透過五感刺激幫助孩子大腦發展及養成好品味，讓孩子無形中學會如何做選擇。

❊ 促進親子關係：人的所有情感皆來自於記憶，而美好的記憶都是由感官收集到的美好感受，因此給孩子好的感覺，關係自然就能有好的連結。

❊ 穩定孩子情緒：香氛氣息透過嗅覺進入大腦的邊緣系統，而好的香氣會幫助孩子穩定情緒。

❊ 減少人體傷害：減少定香劑等化學有害物質接觸肌膚。

❊ 舒緩成長不適：運用天然植物精油及天然植物物質，舒緩孩子成長過程的不適。

❊ 培養正確觀念：接觸天然物質，培養孩子愛惜大自然的觀念。

除了上述的益處外，因為每個孩子的特性不同，長大後都會有不一樣的獲得。

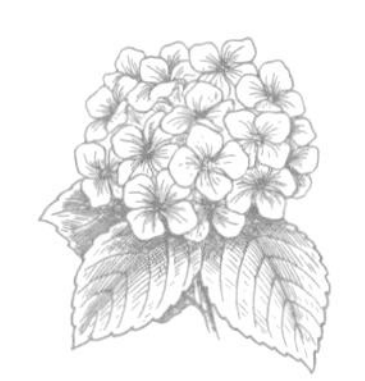

Article.06

生活中的香氣都是在幫助孩子累積美好的記憶

一直以來我們有視力保健、聽力保健……，卻沒有嗅覺保健，其實嗅覺與情緒穩定有著密不可分的關係，因此現在在法國有所謂的嗅覺訓練師的培訓，目的是按照各種不同年齡層的孩子或是成人進行嗅覺訓練，也拜這次疫情所賜，因為 COVID － 19 會攻擊人類的味覺及嗅覺，因此凸顯出嗅覺與味覺的重要性。

一個沒有嗅覺的人，會無法感受到別人的氣息，也無法感受到記憶帶來的快樂，因此曾有研究發現，失去嗅覺的人比失去視覺的人，長時間下來更容易得到憂鬱症，因此透過疫情，也開始讓更多人發現嗅覺的可貴。

而日常生活中使用天然香氛，更是為孩子奠定美好的記憶，而天然香氛不見得都是精油，精油只是其中一個部分，天然的食材、天然的飲料、天然的植物……，這些在日常生活中的每個場景，其實都有氣味的相伴，而當當下的場景與氛圍是愉快的，那麼這個氣味將會記錄在大腦裡，而我們常說人的行為都是由經驗組成，快樂的經驗越多，觀念越正向，越不害怕挫折與考驗，這都是孩子最珍貴的資產，因此給孩子天然的香氣，目的在於架構幸福的人生。

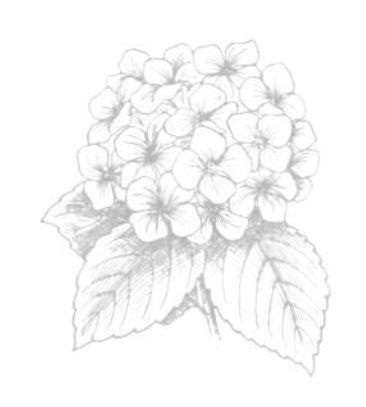

Article.07

如何引導孩子說出真心話

想想要我們父母自己說真心話都有難度了，更何況是孩子，回想我們在什麼情況下會講出真心話？一個信任的人，一個適當的場合與環境，一個不會被責罵的情況下，才能敞開心胸說出真心話，但還有一個重點，要有一張會表達的嘴。過去有很多夫妻或是父母都會抱怨，為什麼最親密的人不會把最真心的話告訴自己？

story1

用理解與同理，給予適合他們的

我自己有最真實的經歷，先生長我十歲，雖然結婚多年，但是有許多話還是會有一些代溝，加上我天生表達力就比較占優勢，而我先生是屬於話少斯文型，與我大不相同，有幾次我們爭吵，我講了一堆，我先生卻一句也沒回，那時的我更生氣，因為我講半天，比對牛彈琴還要牛，我已經氣急敗壞，但他仍是一臉面無表情。

後來我氣到坐在床邊大哭，他才開始開口說：「我真的不知道妳在生氣什麼？」這時我好氣又好笑，原來我們一直都不在同一條線上溝通，更別說是說真心話了！

回想談戀愛的時候，即使我不講你都會懂，而結婚後怎麼說都聽不懂？

其實我在婚姻裡也曾走過一段非常辛苦的心路歷程，當時求子不順，跟夫家又不知如何溝通，也因此求助婚姻諮詢，我記得那一次諮詢，我們透過藝術治療的方式，老師看著我跟我先生的畫，對我先生說：「你老婆已經快得憂鬱症了，一點都不快樂。」

當時我先生驚覺，他原本以為給我錢花、不用上班在家裡、當家管，是他對我最好的愛的表達，因為我公公就是如此對待我婆婆，所以他認為這樣就是負責，就是愛。我很深刻記得藝術治療老師說：「真的愛對方是需要知道對方需要什麼，不是你自己認為的好就是好。」

從那天起我們夫妻才開始正視彼此間對於愛的看法原來如此分歧，後來每次的爭吵，我們都稱之為大聲一點的溝通，有一次我先生就很語重心長的對我說：「我的口才不如妳好，我也想跟妳一樣講出我心裡全部的話，但我就是不知道怎麼說。」

頓時我才知道，原來不是每個人都能輕易把感受說出口，我開始多了一份理解。以上的經歷，讓我學習到，面對單純的孩子，更要有同理心及耐心，教導他們如何表達自己的情緒及想法。

Section 01

批判以前，先傾聽孩子的想法

而隨著孩子漸漸長大，他們在學校發生的事情回到家就會開始呱啦呱啦講，我們班的 XXX 怎樣又怎樣，我們老師怎樣又怎樣，此時的父母一定要專心的傾聽他們，千萬不要敷衍或是漫不經心，因為這會奠定未來孩子會不會願意跟你分享他們的生活，回想小時候的自己，因為說出真心話而被處罰，日子久了自然就不想說了。

當我在做香氣諮詢時，也因生活裡這樣的學習，讓我知道要對方說出真心話，就要讓對方知道你不會批判他，你是真心傾聽他，就有如《傲慢與偏見》中說到的，傲慢會讓人無法愛你，偏見會讓你無法愛人。雖然我因為長期忙於工作，親子相處時間並不多，但更珍惜。孩子也常常會做一些匪夷所思之事，雖然有時會讓我很生氣，我也知道那是不好的行為，但我先不會急著制止與否定他，我會聽他說完後再引導他，告訴他這樣說是不恰當的，要怎樣做會更好。如果急著否定他們，等同他們以後都不會告訴我們任何事。

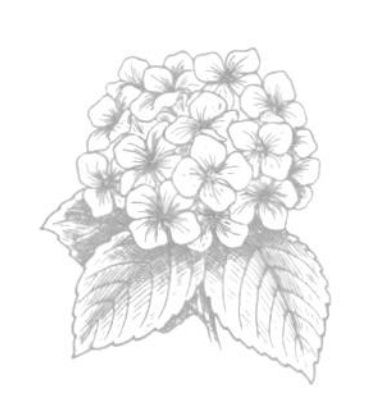

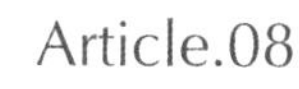

Article.08

如何教孩子自己負責

負責不是教出來的，是做出來的！父母的一舉一動都是孩子學習負責的開始。根據網路調查，媽媽最常說的話第一名是「快一點」，因為父母常看不慣孩子拖拖拉拉、慢吞吞，「快點去洗澡，快點去寫功課，快點吃飯，快點把手機放下，快點……」等，當孩子不迅速接受指示，很快就會吼聲四起，竹筍炒肉絲，孩子嚷著要打 113。

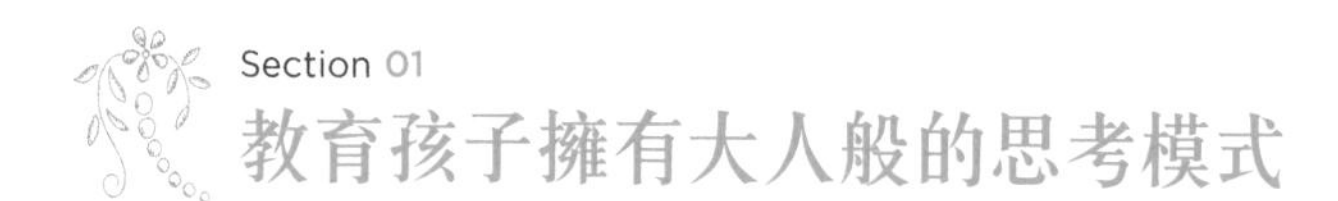

Section 01

教育孩子擁有大人般的思考模式

我的兩個兒子也曾讓我這樣對待過，因為我要趕著上課，趕著完成工作，趕著……，看他們一副懶散的樣子，真是火都燒上來，到了學校忘了帶便當盒，忘了帶作業，忘了……。這是現在許多父母常會遇到的狀態，但有一次因為我趕著出門，又見到孩子慢吞吞的樣子，我又不禁情緒失控，哥哥就無辜的看著我說：「媽媽我不知道妳為什麼要生氣？」

當下我愣了，我都已經氣炸了，你還不知道我為什麼生氣？事後我冷靜地想了一會兒，孩子的經驗值世界裡，並不知道大人在做什麼，也不知道為什麼大人要這麼急，於是我學會了要告訴孩子我在做什麼。我們往往都認為孩子不懂，所以很多事情都覺得孩子不需要知道這麼多，但現在的孩子我發現恰恰相反，要讓孩子理解為什麼要這麼做，他們才會明白做這些事背後的意義是什麼，但說一次他們就知道了嗎？不會！

因為很多時候我們自己都要被說很多次才會懂或理解，更何況是孩子？孩子的大腦在三、四歲後才會逐漸成熟，所以他們很多狀況無法理解是很正常的，而大人常會用大人自己的標準去要求孩子，當然彼此達不到共識，從那天起我開始學會在前一天先跟孩子說明天自己的行程，讓他們知道要配合的原因，幾次後，慢慢的我們達成了默契。

＊ 藉由行為產生的結果，讓孩子學會自我承擔

當我們了解與孩子的溝通後，就可以開始帶著他們做日常生活中，他們自己必須完成的事情。例如：整理書包、寫功課、洗澡……，孩子難免貪玩或迷糊，但我秉持著一個原則，自己做的事情自己負責，便當盒沒帶，中午就不要吃飯；作業沒寫，明天就自己去面對老師；成績考不好，就自己想辦法解決自己的問題。幾次之後他們知道沒有人會幫他們善後，自然自己就會有所警惕。

＊ 帶領並和孩子一起面對，解決問題

而帶著孩子學會解決問題也是非常重要的環節，曾經有一個故事，有一個孩子打開冰箱拿出牛奶要倒來喝，但是牛奶太重他沒抓好，因此牛奶灑了整地都是，此時媽媽看到了，大家猜猜媽媽的反應是什麼？我相信大多數的父母一定先來個責罵聲，然後拿起抹布，邊擦邊唸，留下一臉無辜站在旁邊的孩子，看著媽媽在擦地板，生氣地像要把地板擦破一樣！

但故事中這位媽媽跟孩子說：「不要害怕，我們一起拿抹布擦乾淨。」這個故事也給我很深的啟發，人會害怕負責，大多數是因為會設想負責後恐怖的後果，就像孩子考試不理想，就不敢把考卷拿出來給爸媽簽名，而自己學會偽造父母簽名（這我小時候也做過），為的是避免一陣的毒打。

所以我覺得負責是要從日常生活的累積，今天孩子做錯了一件事，或不順大人的意，我們父母給孩子的態度是什麼？是教會他如何負責及解決問題？還是把情緒丟給他，但問題仍然無解？只有父母願意讓孩子做更多並且相信他們，才能真正養出孩子願意負責的自信心及責任感。

CHAPTER 2

另類教養與親子芳療

Alternative

and Aromatherapy

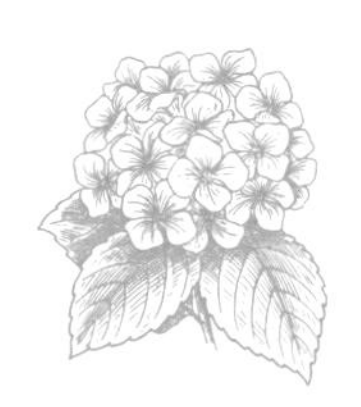

Article.01

認識並打開孩子的感官，呵護孩子的靈魂

隨著 AI 世代的到來，所有的技能幾乎都被 AI 取代，唯獨人類的靈魂是無法被取代的。AI 沒有感官、沒有情感、沒有感動，但是人類有，隨著環境的改變，人們似乎也被 AI 同化，開始跟 AI 過一樣的生活，一切按照 SOP，然而卻遺忘了人類最根本的感官與覺知，就好比哈利波特裡說的麻瓜一樣。

人的五感透過頻率的接收而產生感覺，而靈魂也好、心靈也好、思想也好，也都是一種頻率，如果我們給孩子美好的感官感受，也就是給孩子好的頻率，而好的頻率就能建立孩子正常的身心靈及人生觀，所以幫助孩子打開感官也是呵護孩子靈魂的開始。

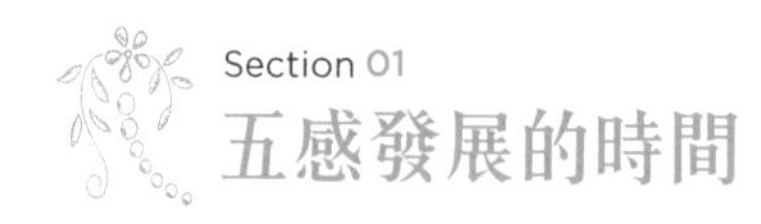

Section 01

五感發展的時間

孩子的感官發展從胎兒時期就開始了，觸覺在胎兒大概 8 週時就開始有感覺、16 週對聽覺開始有反應、味覺及嗅覺 15 週開始有辨識、27 週開始睜眼有視覺能感受到光（如表一）。因此從胎兒就開始給孩子足夠的感官刺激延伸至出生後，會對於孩子情感的表達、對周遭環境的細心認識及觀察有很大的幫助。

胎兒週數	感官發展
8 週	觸覺
15 週	味覺、嗅覺
16 週	聽覺
27 週	視覺

表一

Section 02

感官的啟動，來自從小的培養

讓孩子從感官開發開始，就學會如何分辨好壞，現在有許多媽媽可能都會說自己的孩子只吃好東西，有些不好吃的就不吃，或很挑食之類的；或是很有主見想要挑自己要穿的衣服，其實有挑剔的孩子，也是值得開心的一件事，表示孩子是有品味的。

我兒子從小吃習慣天然的東西，一碰到有味素的食物他馬上就會知道，並且抗拒吃它，他們也聞習慣天然的香氛，只要聞到化學的香精，馬上就會說這是化學的對身體不好，而這些的判斷來自於小時候感官的啟動，並且給予孩子好的東西，他們就會在日後的生活裡學會什麼是選擇！

現在很多教育學家都教我們孩子要富養，富養不是說寵愛或是任性，而是當好的東西、對的東西看久了，自然就知道什麼是假的，這就是環境可以養出一個人的品味及選擇所在，所以別再以為給孩子太多好東西是慣壞他，而是給他們好東西，同時教他們好東西是怎麼一回事，都是在幫助孩子呵護他們的靈魂，有助於選擇及判斷人生。

而天然香氛在孩子的運用上，能夠很清楚看到孩子對於嗅覺的敏銳判斷，而嗅覺不單單只是辨識味道，同時也是對於環境氛圍及人的情緒，能有敏銳的感知度，同時嗅覺直達大腦情緒中樞邊緣系統，也有助於孩子穩定情緒，所以天然香氛對於孩子嗅覺的刺激不容小覷。

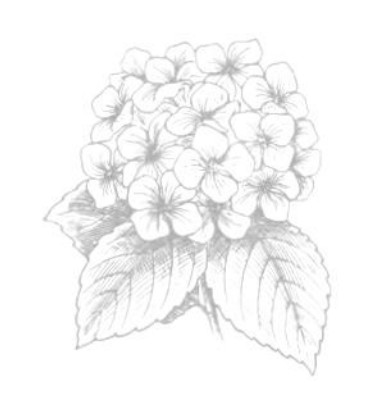

Article.02

如何刺激五感

生活每個環節都是在幫孩子做感官刺激，刺激五感的好處在於身心靈的健康發展，而透過五感刺激也能幫助腦部整合。以下我們可以按照不同的感官刺激法，提供大家與孩子互動時，能同時幫助孩子感官刺激的方法。

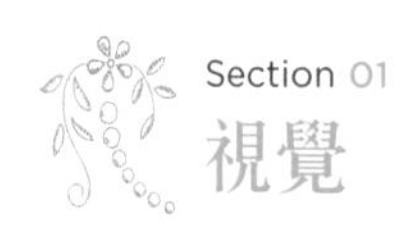

Section 01

視覺

當孩子看著一片葉子在發呆時，請不要打斷他們正在腦海裡架構的想像力，帶孩子從大自然或是生活中看到大大小小的事，都是在訓練觀察的能力，而在台灣有許多的藝術展或是展覽，也是非常好的資源，帶孩子參加展覽，透過藝術品、藝術欣賞，學會觀察與轉換不同的角度解讀事物、學會欣賞別人的優點。

帶孩子逛展覽父母自己要先做準備，通常我們可能看不懂藝術品就急著要走，但這樣就失去帶孩子看藝術展的意義。藝術品是藝術家將他靈魂的感受揉碎後，透過創作將感受呈現在作品中，因此欣賞藝術沒有標準答案，只有能不能說出來的感受！

互動方法

記得我自己初期在學習如何藝術鑑賞的時候，我先自己把展覽看了一次，戴著導覽機，每一幅畫都認真聽過，第二次我就帶孩子來。

我按照藝術鑑賞老師教我的，他說需要讓孩子先把現場所有作品都看一次，請他在跟你說他最喜歡哪一幅畫，或是哪一個作品，然後問孩子為什麼喜歡？有什麼感覺？覺得很像平時什麼場景？再跟孩子解釋，藉此也可以了解孩子的想法及增加孩子的表達力，讓孩子學會用不同角度看待事情，以及如何表達自己看到的世界。

此時作品的年代或是什麼學派不是最重要的，重要的是孩子感受到了什麼？只要孩子願意表達，這些都沒有標準答案，他願意說就是最好的答案。運用這樣的方式，不只是在藝術展，而是在生活中每個時刻，都可以做這樣的互動與訓練。

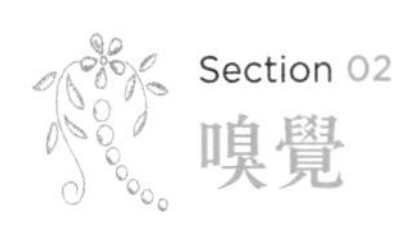

Section 02

嗅覺

品味香氣，透過氣味影響大腦情緒中樞到邊緣系統，幫助情緒穩定，不容易亂發脾氣。同時也可以感受到周遭環境的氛圍，並用香氣喚醒記憶，透過每種不同的氣味喚醒不同的記憶，當孩子美好的記憶越來越多，透過香氣不停感受美好記憶，也是幫孩子累積內心豐厚的心靈資產。

互動方法

現在有許多書店有在賣情緒卡，例如說正向感受喜悅、開心、愉悅、高興……，可能就有很多層次，現代人詞窮是因為沒有學習太多的情緒表達語言，因此帶孩子表達氣味感受是每天都可以做的事情。如果孩子願意，也可以做香氣日記，從每天早上醒來聞到的味道開始記錄，這樣就會知道每天有聞到多少不同的氣味，增加對環境的敏銳度。

小知識 TIPS

根據研究，人在記憶中被愛與呵護的情節越多，對於面對壓力的抗壓性越高，同時也指出被爺爺奶奶疼愛的孫子，長大後心靈的資產越豐厚，就像我們會想起外公的牛肉麵或是奶奶的蛋包飯一樣的幸福感覺，因此只要聞到記憶中美好的香氣就會覺得生命充滿希望，所以孩子不論幾歲，都要提醒孩子聞每種氣味，並且幫助孩子說出每種氣味對他的感受。

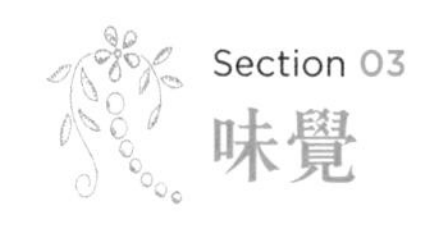

Section 03

味覺

民以食為天，吃是每天一定都會遇到的場景，別以為孩子烏龜吃大麥，不知滋味，其實孩子的味覺是非常敏銳的，帶孩子品嚐美食，學會餐桌人際關係，並透過吃與人建立良好的人際關係。一起吃飯是高品質的陪伴，而餐桌上所聊的內容非常重要！

人在用餐的時候心情會放鬆，此時最能夠聊天談心，因此在餐桌上互動，最好都聊彼此開心與關心的事情，千萬不要邊吃飯邊問考試考幾分、為什麼動作不快一點之類的語言。餐桌的記憶會保留一輩子，美好的餐桌記憶不只能餵飽肚子，也能餵飽心靈。

互動方法

我曾經開過親子課程是教孩子泡手沖咖啡，當然這咖啡是精品咖啡，喝了是會幫助放鬆，不會導致亢奮，我請孩子手沖完之後端給父母品嚐，並且要學會對父母感恩，同時也教孩子品味需要經過慢慢的過程，當一小口的精品咖啡在舌面上的時候，會有什麼不同的感受？而在品味一杯精品咖啡或是奶茶的時候該怎樣端杯子？這些過程孩子都能體會到與人之間的互動是需要禮貌的。

孩子也喜歡自己做菜，除了會有成就感之外，同時也明白不要挑食、不可以浪費食物等品格教育，因此味覺刺激除了吃好東西外，重點是要教孩子學會品味，當學會品味這件事，自然就會去了解文化及審美，而美學教育也可以從這樣開始。

小知識 TIPS

哺餵母乳的媽媽會因為所吃的食物不同，所以乳汁也會呈現不同的味道，能幫助孩子體驗多種不同食物的氣味，等離乳後孩子較容易接受更多氣味的食物。

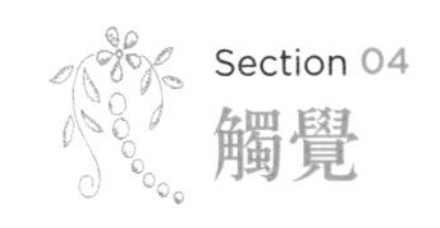

Section 04

觸覺

擁抱與觸覺的刺激，會影響一個人的安全感與依附關係。觸覺神經布滿全身，擁抱或是肌膚的接觸對孩子來說都是很重要的，記得老一輩的爸媽都會說小孩剛出生不要抱習慣，不然之後會很難帶，而出生後就把孩子包得很像粽子一般，但經過現在的小兒科學研究，孩子需要有足夠的觸覺刺激，才能幫助孩子完整的建立安全感及感覺統合，所以孩子從小就盡量抱吧！

互動方法

我在孩子一出生後就開始進行嬰兒按摩，而按摩要不要使用精油？或許有學派提出，嬰兒按摩不要加精油增加香氣，理由是擔心孩子會對氣味錯亂，希望孩子可以感受媽媽身上最純粹的味道，但美國芳療協會 NAHA 則認為新生兒只要在安全的劑量下使用精油，就可以幫助孩子穩定情緒，不妨礙進行觸覺刺激。

我個人的實驗結果，我的孩子並沒有因為用了精油後，而混淆我身上的氣味，其實這都是很個別性的結果，但只要在安全範圍之內使用，現在的孩子我相信都非常的聰明，他們都能妥善辨識。因此給孩子擁抱與撫觸是每天我們都能做且最簡單的觸覺刺激，也是最有效增進情感的方式。現在我的大兒子已經國中，我們之間仍是會保持擁抱，因為擁抱已經是一種習慣！

小知識 TIPS

「親餵」母乳的目的，最重要的還有肢體接觸，當在親餵的時候，寶寶的口腔會接觸母親的乳房，臉部會貼住母親的身體，同時大面積的親密擁抱，會讓寶寶擁有安全感及幸福感。

另外現在有些孩子有觸覺敏感的問題，因大腦在處理感覺訊息的時候會將感覺過度放大。發生原因的很多，一個輕拍，對於這樣的孩子來說有可能接收到的是被打的感受，因此容易引發情緒反應，同時也不喜歡被觸碰及被擁抱、一點髒就受不了，若孩子有這樣的狀況，可尋求專業人士協助，幫助孩子增加安全感，改善這樣不舒服的感受。

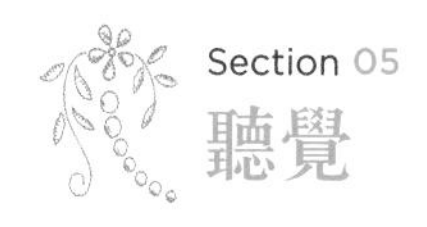

Section 05

聽覺

孩子的聽覺，最早是聽父母的聲音，因此有研究發現，父母喊小孩的聲音，是用愛的呼喚還是大聲嘶吼，這些都會影響孩子引發不同的情緒反應。回想我們小時候，父母大多用吼叫的方式，慢慢長大後，當聽到他們叫我們的時候，就很容易不耐煩，或直覺想到「叫我都沒好事」的情緒，因此要降低吼叫的分貝是父母的修練。

互動方法

父母要學會好好的呼喚孩子的名字，建立孩子覺得被呼喚是一種愛與溫暖，而不是準備指派工作或是苛責。同時也帶孩子聽不同的樂器聲，或是大自然的聲音，讓孩子學會靜下心傾聽，傾聽除了環境外，也能傾聽他人及自己內在的聲音。能夠試著引導孩子說出聽到聲音的感受，例如：聽到雨聲你有什麼感覺？聽到鋼琴的聲音跟小提琴的聲音你有什麼不一樣的感覺？帶孩子一起聽聽音樂，去音樂會及音樂表演，也都能幫助孩子進行聽覺刺激。

小知識 TIPS

現代教育中很夯的學習模式，分為「視覺型」、「聽覺型」、「觸覺型」（又稱為感覺型或動作型），因為每個孩子天生接收訊息的方式都不一樣，有些能平衡發展，每種感受都很敏銳；有些則單一感受較為敏銳，但也因為發展不一樣，而產生不同的教育方式。

視覺型擅長記畫面、聽覺型擅長記聲音、觸覺型擅長實際操作記憶，因此多觀察自己的孩子屬於哪一種類型，就較能找到適合的溝通方式。例如：要提醒視覺型的孩子做某些事情，將紙條貼在冰箱上，他就會比較容易記住；聽覺型孩子喜歡聽故事、聽廣播，就用故事包裝要讓他知道的事；觸覺型孩子只要動手多抄幾次就會記住，因此了解孩子的特質，爸媽就不用天天抓狂了。

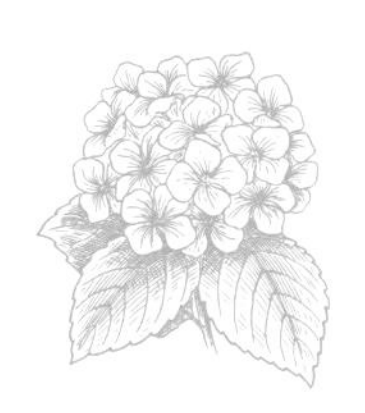

Article.03

親子芳療——認識芳香療法與如何運用

方法 1

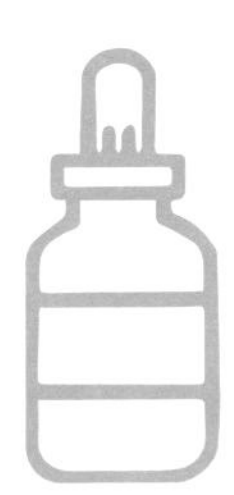

名稱

圖卡＋精油嗅吸。

運用五感

視覺、嗅覺。

作法

找花草或水果的圖片，並讓孩子聞該香氣，教孩子辨識氣味，例如：拿澳洲尤加利的圖片及澳洲尤加利的精油，讓孩子嗅吸，並請他看圖片，告訴他這就是澳洲尤加利；另外可以再多放無尾熊的圖片，增加孩子對氣味的記憶及推理的能力。

方法 2

名稱

花草茶運用。

運用五感

味覺。

作法

準備不同的花草茶，讓孩子認識每種花草茶的香氣，並在沖泡後飲用，再教導孩子每種香氣在飲用時，會喝到哪些味道；除花草茶外，也可以給孩子不同的點心，透過吃點心，或帶孩子品水、品橄欖油（加在麵包裡）、品鹽、品花草茶，每次放入不同的食材，帶孩子學習品味食物。

✲ 方法3

名稱

手工皂製作（熱製造）。

運用五感

觸覺。

材料

① 皂基（無患子、橄欖油、葡萄籽油、山羊乳）。
② 草本植物粉、精油、二氧化鈦、染料（食用性色素）。
③ 微波爐、瓦斯爐、電爐擇一。
④ 皂模。
⑤ 菜刀。
⑥ 砧板。
⑦ 攪拌棒。
⑧ 微波爐用量杯。
⑨ 保鮮膜。
⑩ 膠帶及膠台。
⑪ 剪刀及刀片。
⑫ 75%酒精及噴瓶。

步驟

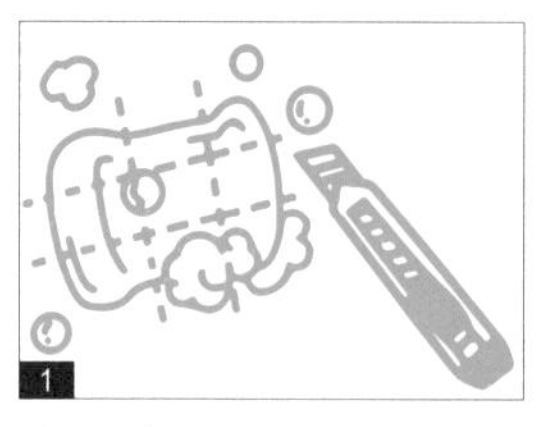

先將皂基切成小塊。

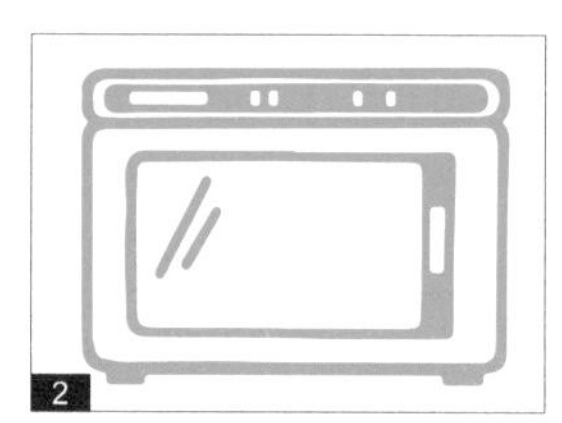

放入微波爐加熱（100克1分鐘）。

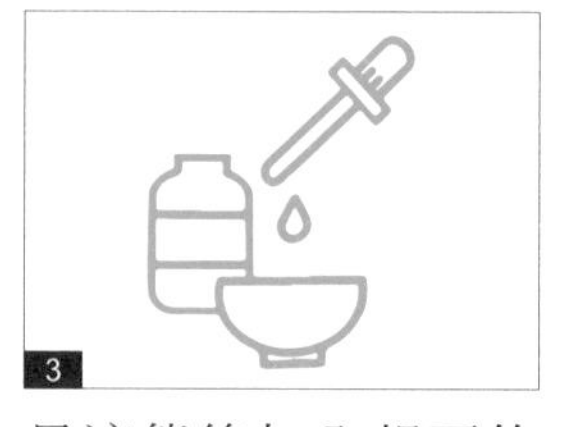

呈液態後加入想要的香味及顏料。

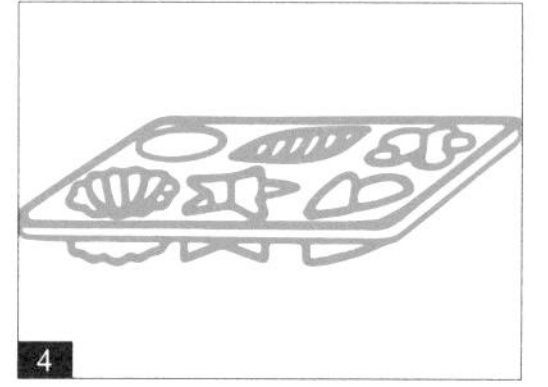

倒入模等待乾、硬。

靜置約數小時後（最快1小時）脫模。

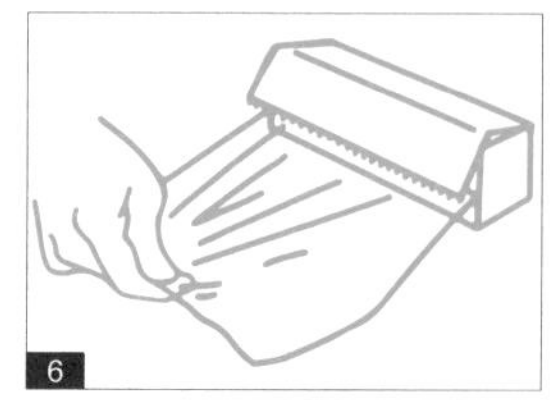

包上保鮮膜後，即可完成。

說明

① **二氧化鈦**：1000 克大約加入 0.5 克二氧化鈦（0.5 克二氧化鈦須與 0.5ml 純水融合後再加入），可使皂基變成不透明的白色。

② **精油添加**：選擇喜歡的香味，100 克加入純精油 20 滴即可。

③ **草本植物粉**：1000 克大約加入 1 ～ 5 克草本植物粉（需與純水融合後再加入）。

④ **染料**：建議使用食用性色素，但缺點是容易褪色，優點是比較溫和且色澤較美（1000 克約加入 2 滴即可）。

⑤ 雙層的做法，先做第一層，待第一層半乾後，再加入第二層即可，若需多層則重複操作上述動作。

✲ 方法 4

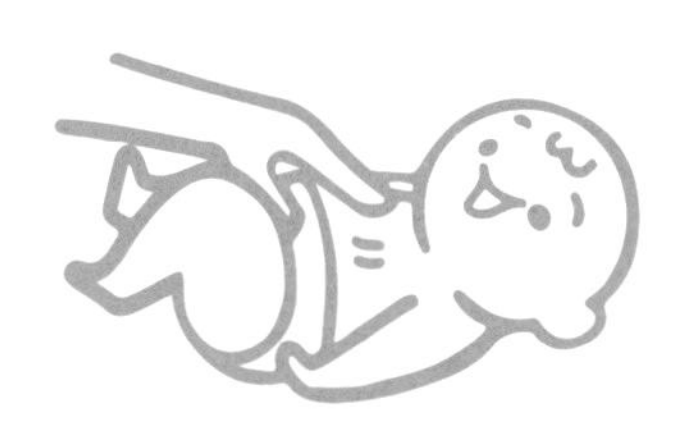

名稱

嬰兒按摩、推拿。

運用五感

觸覺。

市面上有許多的課程或是書教導如何幫嬰兒按摩或是推拿，父母可以學習後替孩子按摩，但按摩沒有一定要怎樣才是對的，所以不需要給自己太大壓力，重點是孩子在接受撫觸的時候，觸覺大量刺激能增加安全感。

操作須知

① 按摩前先徵求寶寶的同意。

② 按摩執行時，需要在寶寶清醒的時候。

③ 按摩一次約 10 ～ 25 分鐘，視寶寶狀況而定。

④ 按摩沒有一定的順序。

⑤ 按摩的重點不在於手法，而是在於寶寶的反應及與寶寶互動的過程。

⑥ 父母都可以參與按摩。

⑦ 盡量使用植物油按摩。

✲ 方法 5

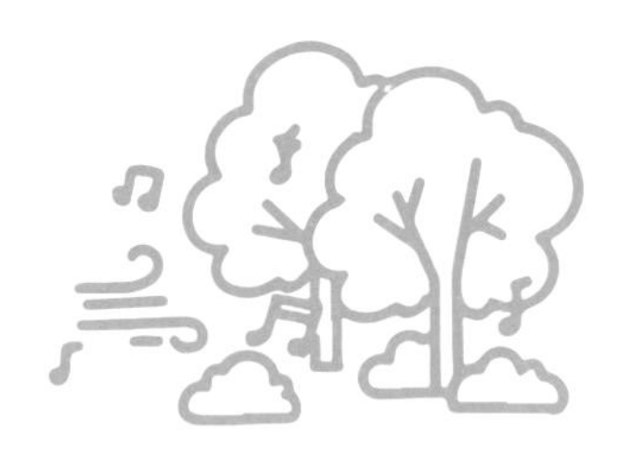

名稱

大自然音樂。

運用五感

聽覺。

作法

播放大自然音樂，透過與大自然連結後，再慢慢加入不同類型的音樂，透過不同的音樂可以引導孩子，讓孩子仔細聆聽音樂裡有哪些樂器及聲音，了解著名的音樂家曲風，例如：貝多芬、莫札特；也可播放不同曲風，例如：藍調、爵士、拉丁、搖滾，並請孩子分享哪種音樂是他喜歡的風格。

✲ 方法 6

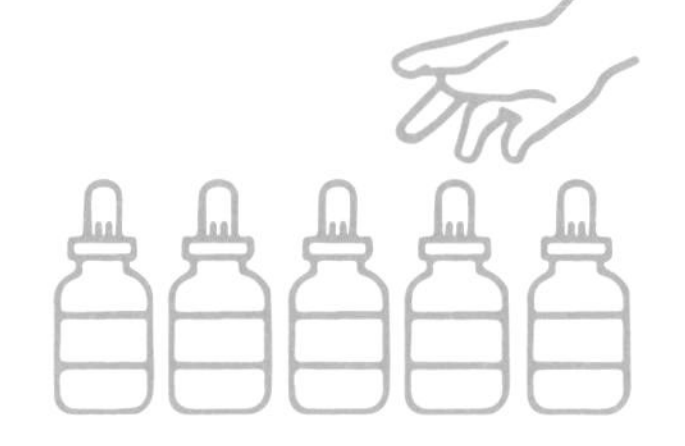

名稱

親子香氣抓周。

運用五感

嗅覺、觸覺。

按摩並沒有特定的順序，一切按摩過程以孩子為主，只要孩子感到安心舒服的手法，就是好的手法。

作法

① 將媽媽與寶寶抽到的精油各滴一滴於小缽裡。

② 幫寶寶進行按摩。

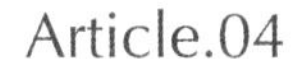

Article.04

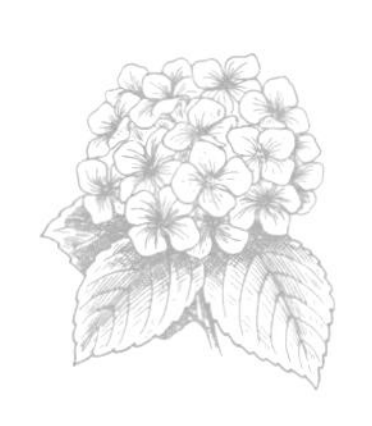

植物植萃力——認識孩子常用的植萃精油、基底油與純露

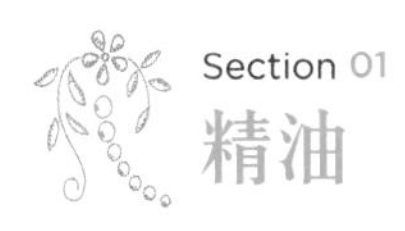

Section 01

精油

精油是植物進行光合作用而來的，精油儲存在植物的油囊中透過蒸餾、壓榨，或是溶劑萃取法等方式萃取而來（每種植物萃取方式不一定），油囊存在的部位會依不同植物而在不同的部位儲存，通常會儲存在根、莖、葉、花、果實、樹皮、樹脂、種子、木頭等部位，每種植物不一定都有油囊，因此不是每種植物都有精油。

而精油對植物而言有非常重要的任務！能抵禦外來的病蟲害、細菌、病毒等，同時也有著吸引昆蟲的用途，以及自我療癒與修復的效果（如樹脂），正因如此，所以我們不難發現幾乎每種精油都有殺菌消毒等功效，因為精油本來就是將植物拿來做這些用途，精油其實簡單說就是西方的中藥，因此精油使用於人體會產生藥理作用。

精油的質感是澀澀的，並不油，且是一種如酒精般的揮發物質，因此如果精油很油那就不對囉！精油的顏色通常是無色透明至淡黃色，除了柑橘的精油會有果皮的顏色外，例如：橘色或是綠色，其他的精油幾乎是沒有顏色的，只有少數幾種精油因為含有天藍烴的分子，因此會呈現藍色；例如：德國洋甘菊、西洋蓍草等。

因此如果看到粉紅色的玫瑰精油、綠色的薄荷精油，或是紫色的薰衣草精油，那麼就要知曉精油已經被加了色素。精油溶於油不溶於水，且因分子小、揮發性很高，因此純精油的味道不持久，所以用精油做的香水要很勤勞的補才會有香味（孩子常用的 12 種植萃精油請參考 P.51）。

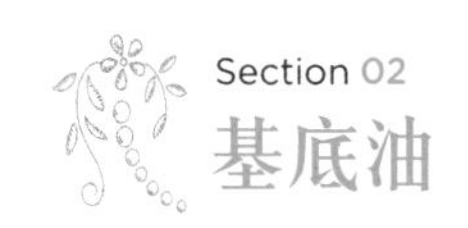

Section 02

基底油

凡由植物的種子或堅果，經過冷、暖溫壓榨而得，稱為「基底油 Carrier oil」，因不具揮發性，所以也常被稱作為「Fixed Oil」。基底油五花八門，有上百種的基底油，但在芳療上常用的就是大家常聽見的：荷荷芭油、甜杏仁油、葵花油、米糠油、玫瑰果油等。

基底油十分容易氧化或變質，一般會將精油稀釋後拿來按摩使用，可單用不一定要加精油。基底油極易氧化不易保存，通常會用荷荷芭油作為保存劑，例如：在 30ml 的甜杏仁油中加入 20ml 的荷荷芭油，就能延長甜杏仁油的壽命，其他易氧化的基底油以此類推。若基底油出現油耗味就表示已經氧化變質，便不能再使用，以免皮膚過敏。每種基底油有著自己不同的香氣，在芳療上雖然麻油也是很好的基底油，內含豐富的營養素，但因為氣味過於濃郁，因此在使用上較不被寵愛，荷荷芭油或是甜杏仁油香氣相對較淡，不易蓋掉精油的香氣，在芳療中較受寵。在使用基底油時，也要了解每種基底油不同的特質，才能更妥善的運用（孩子常用的 5 種基底油請參考 P.64）。

Section 03

純露

蒸餾廠將植物材料以蒸餾的方式萃取植物精油的過程，植物內的水分和蒸氣融合後，集結下來的水產物，即是純露。故純露是精油蒸餾時的副產物，以燉雞湯打個比方，方便了解純露的萃取過程（如表一）。因此每公升的純露含有親水性化學成分約千分之 5 ～萬分之 2 的含量。

項目	對應物
雞	植物
燉後滴雞精	精油
雞湯	純露

表一

純露使用方式主要以噴霧、濕敷、沐浴、漱口等，兩歲以下小朋友須稀釋使用，稀釋方式後面章節會按照症狀一一說明。純露最好是購買有機，在使用上會較為安心，同時若純露標示生菌數為零，則有可能添加了防腐及抗菌劑，因此購買時要注意，並非生菌數零就是最好的。純露以深色塑膠瓶或玻璃瓶包裝皆可，並建議放在冷藏保存為佳，可分裝小瓶，避免從冰箱來來回回時造成溫差太大，而使純露變質（孩子常用的 5 種純露請參考 P.70）。

孩子常用的
12 種植萃精油

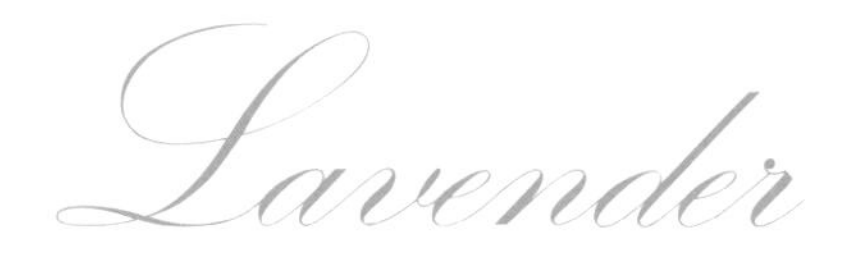

薰衣草

—— 父母的最愛，精油界的萬精油

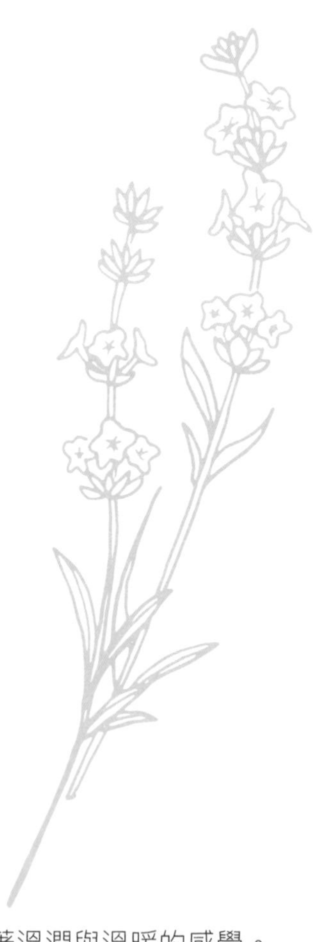

| 拉丁學名 |

Lavandula angustifolia

| 說明 |

使用最為廣泛，為精油界的「 萬精油 」。

| 植物外觀與精油顏色 |

薰衣草花多呈藍紫色，而薰衣草精油的顏色並不像它的花朵般呈現藍紫色，而是接近透明無色。

| 氣味描述 |

有著淡淡的花香及果香，帶點木質的香氣，有著溫潤與溫暖的感覺。

| 功效 |

- 因有強大的殺菌效果，所以古羅馬人常用來泡澡及清潔傷口，同時也常有人將薰衣草用來防蟲蛀、保持衣物及室內香氛。
- 因其有強效的殺菌力、止痛、鎮定及安撫作用，而氣味及質地也較溫和，所以各種年齡層或各種肌質都可以使用，不僅可於稀釋後塗抹、按摩、泡澡、嗅吸，也可加入保養品中。

| 其他須知 |

薰衣草有許多不同的品種，在此指的是純正薰衣草，所以在挑選的時候請留意。

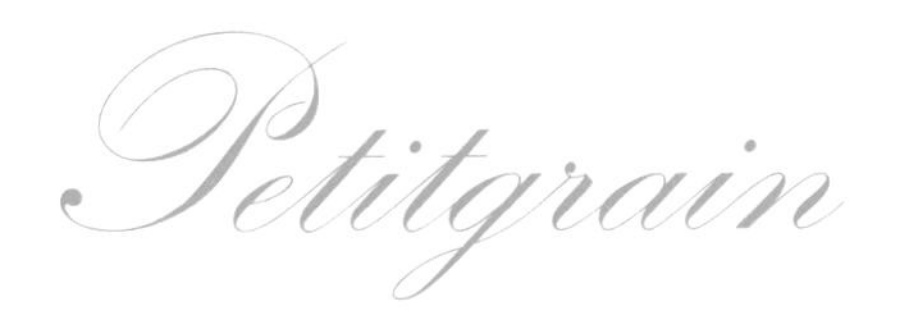

苦橙葉

—— 優雅穩定的青草味帶來放鬆的氣息

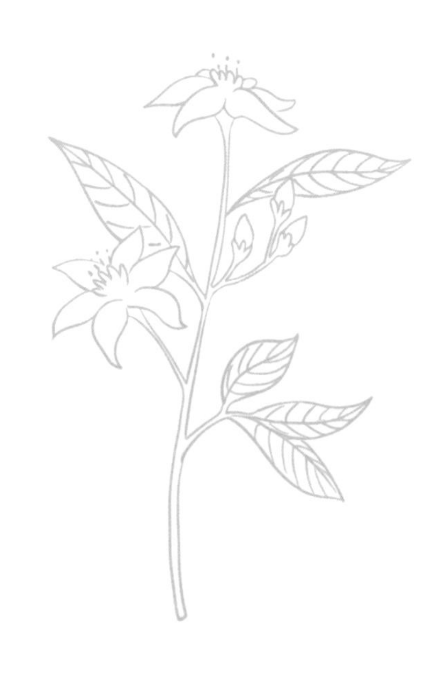

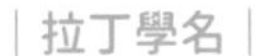

Citrus aurantium

說明

為許多香水中很受歡迎的成分。

植物外觀與精油顏色

苦橙葉樹能長到 10 公尺高，深綠色橢圓形葉子，精油顏色為淡黃色。

氣味描述

有淡淡的橙花香氣，同時又帶有微微的苦味，有著溫暖又優雅的氣息。

功效

- 苦橙葉精油具有神經系統鎮定劑之名，有非常好的放鬆的效果，能幫助睡眠與緩解焦慮感，對於「腦袋過動兒」腦子常常會喋喋不休的人非常有效。
- 能幫助孩子專注，它能夠溫和的提振免疫系統，增強抵抗力。
- 調節油性皮膚功能，適合粉刺、青春痘肌膚。

經驗分享

過去我曾拿來用在過動兒及妥瑞氏兒童身上，用於睡前的按摩，能幫助孩子很快入睡，並且能穩定孩子的情緒，對於情緒較敏感的孩子具有很好的安定效果，可以用於薰香、按摩、泡澡。

Thyme linalool

沉香醇百里香

—— 精油界的小辣椒，抗黴菌、病毒的翹楚

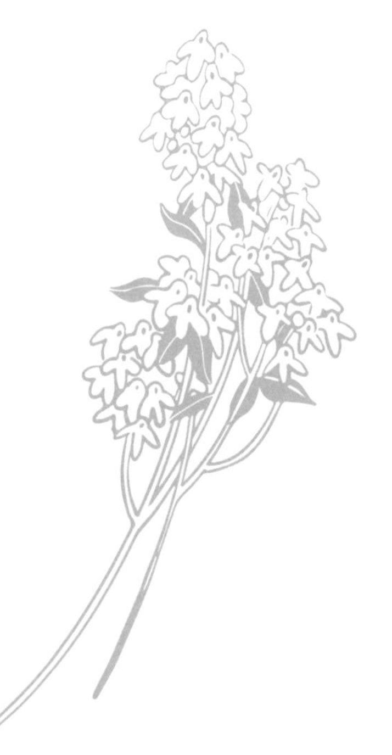

| 拉丁學名 |

Thymus vulgaris ct. linalool

| 說明 |

- 是地中海一帶最常被使用的藥用植物，曾經被用於治療瘟疫上。
- 百里香在芳療界常聽到的分為兩種：沉香醇百里香、百里酚百里香，因其精油的化學分子不同，沉香醇分子較為溫和，百里酚較為刺激，因此使用在孩子身上選擇沉香醇百里香較為適合。

| 植物外觀與精油顏色 |

綠色葉子呈扇形，並開出白色小花，而精油顏色呈透明到淡黃色之間。

| 氣味描述 |

溫和，帶有清甜溫暖的青草香，有柔和及鎮靜的感覺。

| 功效 |

在孩子感冒或是腸胃發炎時，都是非常好的選擇，而用來薰香也能預防空氣病毒的交互感染，用來沐浴或製作乾洗手都有很好的淨化與清潔效果。

Orange sweet

甜橙

——給孩子陽光及安全感的味道

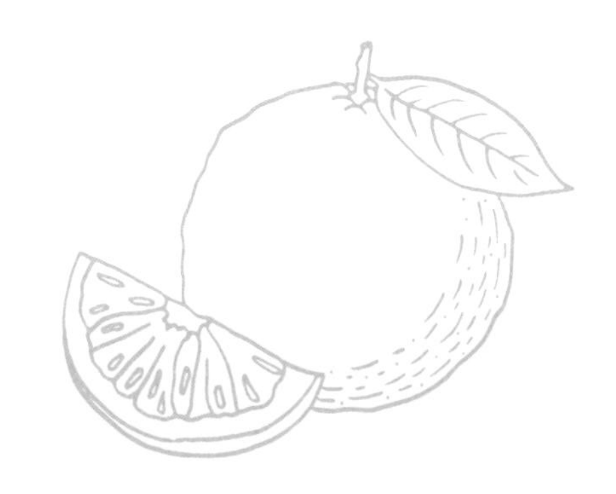

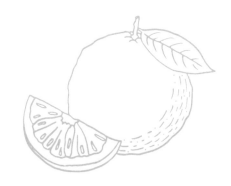

｜拉丁學名｜

Citrus sinensis

｜說明｜

橙樹有著極高的經濟價值，甜橙精油榨取自果皮、味道溫暖，彷彿擁有果實成熟時所吸收的大量陽光，能讓孩子情緒變得穩定、愉快。

｜植物外觀與精油顏色｜

甜橙樹開著白色小花，結著橘黃色圓形果實；甜橙精油使用壓榨法萃取橙皮所得，精油顏色呈現深橘色。

｜氣味描述｜

甜橙精油的香氣是大家都很熟悉的味道，像是橘子，也像是柳橙的味道，甜甜的，許多人都喜歡這種具有幸福感的味道，可以讓人感到愉悅，並充滿陽光的溫暖感。

｜功效｜

- 具有抗憂鬱、溫和及鎮靜的效果，也是能幫助肌膚增生膠原蛋白的最佳精油。
- 柑橘類的精油安全性高，因此即使剛出生的孩子用來薰香或是泡澡都是不錯的方式，對於安撫孩子的情緒或是脹氣、便祕都有極佳的效果。

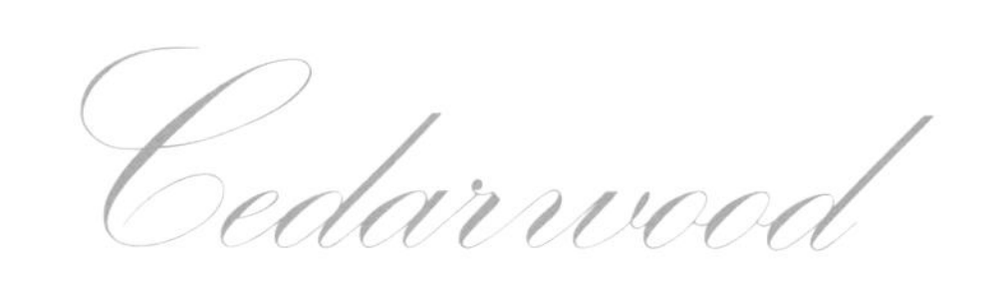

大西洋雪松

── 指引身心靈方向的味道

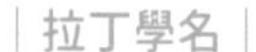

｜拉丁學名｜

Cedrus atlantica

｜說明｜

在古文明時代就已經廣泛使用在建材、醫藥等各種用途，因氣味較濃郁，因此給孩子使用時，劑量不要放太多。

｜植物外觀與精油顏色｜

大西洋雪松有點像聖誕樹，外形像金字塔般呈長尖錐狀，針葉呈一束一束；精油顏色為淺黃色或無色。

｜氣味描述｜

溫暖、平衡的木質香，沉穩、高貴但卻低調，氣味較濃郁。

｜功效｜

- 有著濃郁的香氣，可用來驅逐白蟻、螞蟻等昆蟲。
- 能平衡神經系統集中專注力；對於油性皮膚有很好的控油效果；治療支氣管和泌尿系統的好選擇。
- 用於孩子身上時，可以在感冒時使用，同時可以幫助孩子集中精神，薰香可以使空氣淨化，同時也能安撫孩子的情緒。

｜補充知識｜

- 古埃及時期的木乃伊中，除了加乳香防腐外還會加上雪松，因此雪松也以強效的防腐聞名。
- 聖誕節時，可以帶著孩子搭配肉桂、甜橙、薄荷等調出聖誕節的味道。

Eucalyptus radiata

澳洲尤加利

—— 預防孩子的嫩肌被蚊咬，鼻子過敏好幫手

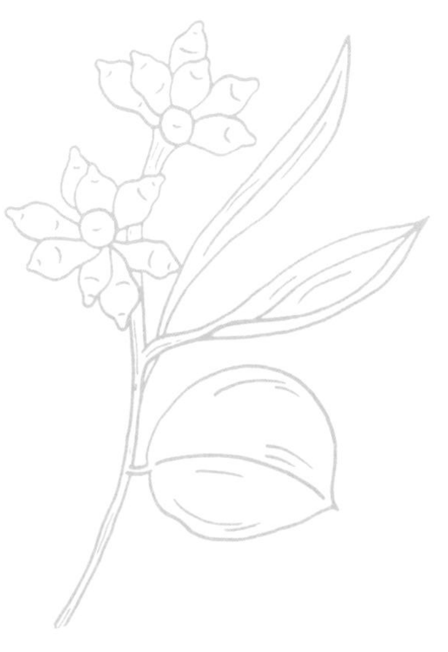

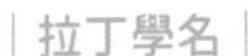

｜拉丁學名｜

Eucalyptus radiate

｜說明｜

澳洲尤加利為無尾熊的家，尤加利精油有許多的品種，例如：澳洲尤加利、史密斯尤加利、檸檬尤加利、薄荷尤加利、藍膠尤加利等，但因每種尤加利的化學分子組成不一樣，還是選擇澳洲尤加利或史密斯尤加利為佳。

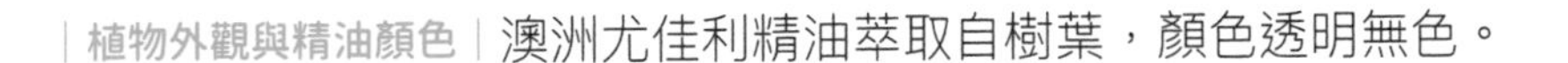

｜植物外觀與精油顏色｜澳洲尤佳利精油萃取自樹葉，顏色透明無色。

｜氣味描述｜

帶有溫暖和清新的香氣，清涼略帶藥物氣息的味道，能夠幫助人沉澱心情，並跳脫思維，用開放的態度去感受更多事物。

｜功效｜

- 具防蚊功能，時常被添加在防蚊液中。
- 具有淨化空氣的作用。
- 幫助孩子解決呼吸道或是皮膚過敏，止癢效果尤佳。

｜補充知識｜

- 據說萊特兄弟發明的第一架飛機，就是用尤加利樹製作而成。
- 古澳洲的原住民，會將尤加利樹的樹皮製作成藝術品，也可以當紙漿，用途非常多元。

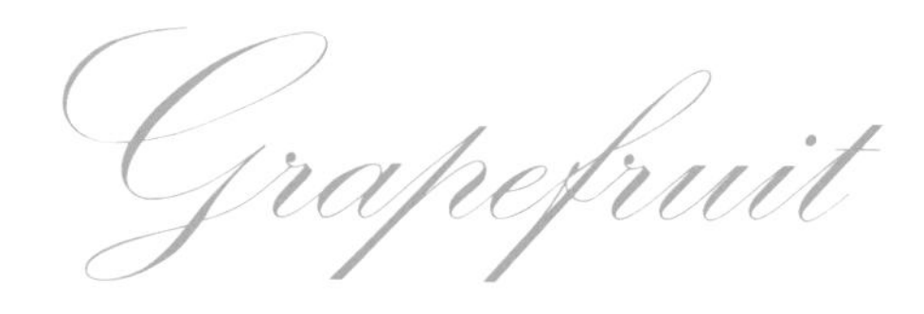

葡萄柚（白葡萄柚、粉紅葡萄柚）

── 柑橘類的百變解

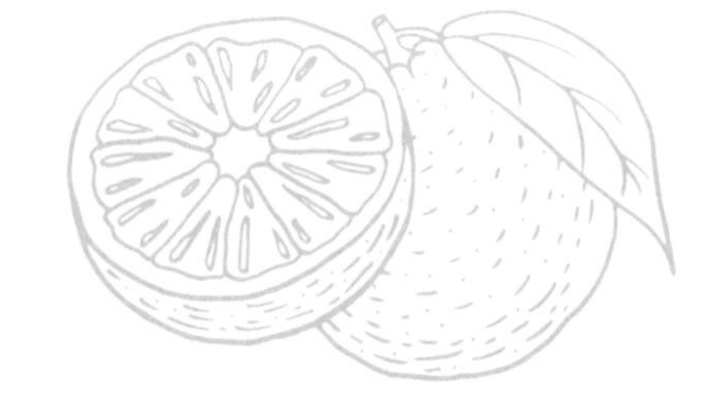

| 拉丁學名 |

Citrus paradisi

| 說明 |

葡萄柚的香氣相信大家都不陌生，目前市面上有白葡萄柚及粉紅葡萄柚兩種精油，因果實果肉顏色不同而稱之，但在療效上無顯著差異，因此可以憑個人愛好挑選。

| 植物外觀與精油顏色 |

葡萄柚精油呈淡黃色，清新平衡又帶有溫暖香甜的香氣是孩子們的最愛。

| 氣味描述 |

葡萄柚的果香味，為酸中帶甜，甜中又帶一點苦，層次極為豐富。有人覺得粉紅葡萄柚的氣味較白葡萄柚甜，而白葡萄柚較酸。

| 功效 |

- 會帶給人一種清新舒暢的感覺，尤其在緊張鬱悶時，可使人冷靜下來，因此被認為是最能抗憂鬱的精油之一。
- 能激活淋巴系統，因此可以促進身體體液循環，改善橘皮組織，是加在減肥按摩油裡不可或缺的成分。
- 適合為自我要求過高的孩子按摩，能減低壓力。
- 在讀書的時候薰香，能幫助專注力的集中。

| 經驗分享 |

我曾經試驗過很多不愛吃飯的孩子，在用葡萄柚精油薰香後，很有趣的，孩子們都吵著要吃炸雞，或許這樣的香氣能幫助他們開胃吧。

Frankincense

乳香

——與神對話的香氣，對於呼吸系統好棒棒

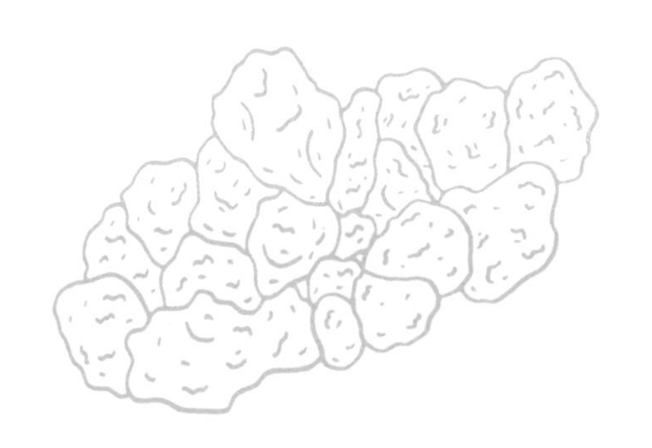

| 拉丁學名 |

Boswellia serrata

| 說明 |

大家可以想像在乾燥的沙漠裡，有著一顆看起來有點年長的樹，乳香樹種主要產地為伊索比亞、索馬利亞、印度、非洲東部、中國、阿拉伯等。

| 植物外觀與精油顏色 |

乳香精油來自將刀子割在樹幹上，使樹幹內的樹脂流出，樹脂猶如黃色淚滴，因此有沙漠的珍珠之稱。

| 氣味描述 | 溫潤且溫暖平實的香氣，有一點點的梅子香氣，性質溫和，很適合給孩子使用於穩定情緒。

| 功效 |

對呼吸系統保養及調節黏液分泌量效果極好，因此對於咳嗽、支氣管炎及喉炎的舒緩都非常適合。

| 經驗分享 |

我的經驗通常用於孩子感冒化痰時，加上澳洲尤加利薰香，是非常好的搭配，同時對於好動的孩子睡前做按摩也是非常好的安撫劑。

| 補充知識 |

在古埃及，乳香被作為焚香，用於神壇祭祀獻給神祉，也用來為病患薰香，據說目的是消滅邪靈。埃及人也特別將乳香運用在美容上，能賜予活化肌膚、撫平皺紋，也難怪連木乃伊都能保存，何況是拿來除皺。

Sweet marjoram

甜馬鬱蘭

—— 安撫孩子身心的最佳法寶

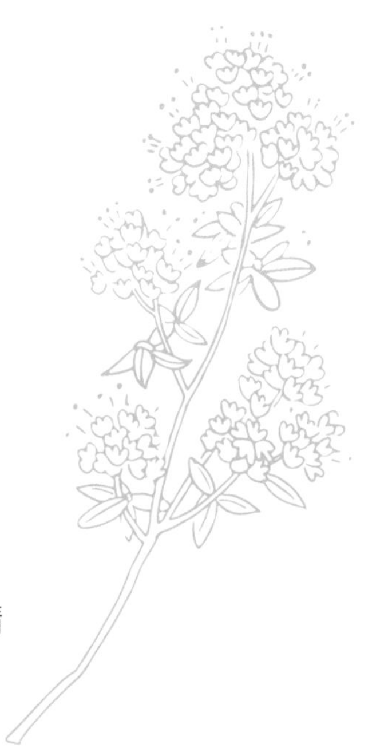

| 拉丁學名 |

Origanum majorana

| 說明 |

甜馬鬱蘭精油是我個人非常喜歡用於孩子的精油，有著溫暖的木頭香氣，且令腦袋非常鎮定。

| 植物外觀與精油顏色 |

在中歐是一種烹飪用的植物，外觀由許多小花聚集成傘狀，開著橘色或白色的花朵，精油顏色由淡黃色至琥珀色。

| 氣味描述 | 溫暖的木頭香氣及微甜的藥草香，能安定情緒。

| 功效 |

- 甜馬鬱蘭精油非常實用，因為具有非常好的鎮靜及安撫效果，處理肌肉痠痛或疼痛特別有效；能幫助風濕痛與舒緩關節腫大問題，也能促進血液循環、擴張血管，因此對於降血壓也有很好的效果。
- 安撫消化系統，對於胃痙攣、消化不良、便祕、脹氣，也非常有效。

| 其他須知 |

- 市面上常聽到的甜馬鬱蘭與野馬鬱蘭（牛至），雖然名字很像，但是化學分子成分大大不同，野馬鬱蘭（牛至）因含酚類分子較多，因此容易造成皮膚的刺激性，不建議給孩子使用。
- 我曾搭配佛手柑大量用在過動的小孩個案身上，在睡前按摩大腿及屁股能讓孩子穩定入睡，因此甜馬鬱蘭的效果是我拿來安撫孩子的首選。

Roman chamomile

羅馬洋甘菊

——猶如被陽光包圍的香氣，中樞神經平衡劑

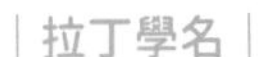

｜拉丁學名｜

Chamaemelum nobile

｜說明｜

羅馬洋甘菊精油在嬰兒產品中是常客；雖為價值不斐的精油，但卻很值得珍藏。

｜植物外觀與精油顏色｜

羅馬洋甘菊長相有點像雛菊，有著白色放射狀的花瓣及黃色的花心；精油無色透明至淡黃色。

｜氣味描述｜有著青蘋果般的香氣，且具有溫暖及草本自然的心情感受。

｜功效｜

- 非常溫和，且有非常好的鎮靜效果，對於過敏及止癢、消炎、止咳，都有非常優秀的表現。
- 對於長牙的疼痛及各種皮膚炎都有極佳的緩解效果，能夠平衡中樞神經系統，緩解壓力。

｜補充知識｜

古埃及人將它視為「太陽神」，認為熱情及溫暖可解除焦慮及不安的情緒。

｜其他須知｜

在市面上常看到羅馬洋甘菊及德國洋甘菊，若給孩童使用建議羅馬洋甘菊會較溫和，且氣味較能被孩子接受；而與甜馬鬱蘭搭配一起，一加一大於二，為非常好的鎮靜配方。

Bergamot

佛手柑

——呵護內在小孩的溫柔香

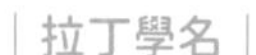

｜拉丁學名｜

Citrus bergamia

｜說明｜

根據記載，佛手柑在義大利民間醫療是很受歡迎的藥材。

｜植物外觀與精油顏色｜

佛手柑是一種柑橘類，果實形狀類似梨狀，外皮一點也不平滑，反而坑坑洞洞；精油顏色常為淡綠色或黃綠色。

｜氣味描述｜

對於孩子而言，佛手柑猶如在爺爺奶奶及外公外婆的懷抱，因為類似八仙果的香氣，是孩子被呵護的味道，同時也是一種安全感的氣息，所以用按摩較沒有安全感的孩子，是很不錯的選擇。

｜功效｜

- 佛手柑精油能提升副交感神經（幫助放鬆），清新的氣味，能安撫憤怒、沮喪和焦慮。
- 對於壓力所引起的皮膚問題，例如：濕疹、疱疹、皮膚炎具有療效。
- 對於情緒容易暴走的孩子，多按摩腹部能幫助控制情緒；有些孩子因憋尿或是壓力容易有尿道感染問題，也能拿來作為盆浴使用。
- 對於泌尿道感染發炎使用坐浴有效，消化系統上能減輕脹氣及腹部絞痛，能舒緩感冒及支氣管炎等的呼吸道傳染性疾病。

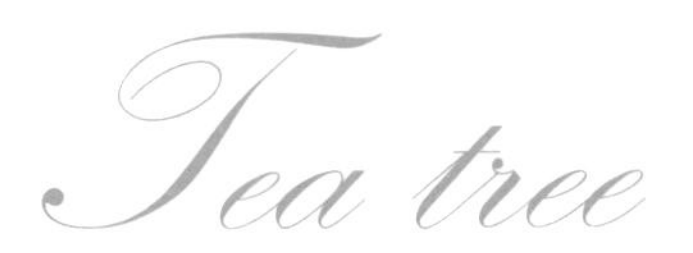

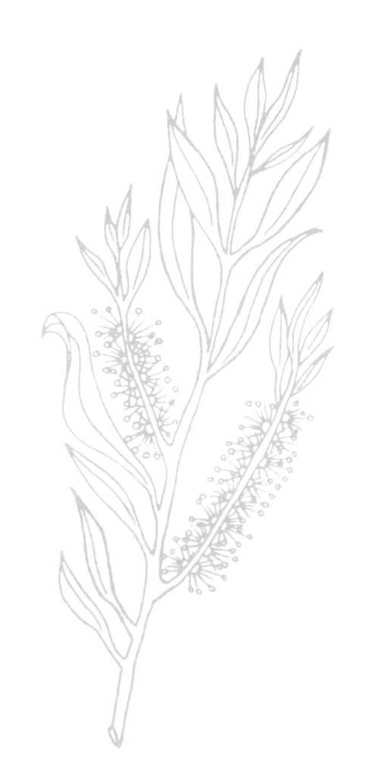

茶樹

—— 黴菌剋星

| 拉丁學名 |

Melaleuca alternifolia

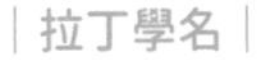

| 說明 |

茶樹精油在台灣，通常是大家認識芳香療法的第一支精油，因其消毒殺菌的效果非常好，最常被聽見拿來治療香港腳及青春痘，還有在感冒的時候薰香。的確，茶樹有著這樣的功效，因此很廣泛被使用。

| 植物外觀與精油顏色 | 茶樹精油顏色為淺黃色或無色。

| 氣味描述 | 帶著清新且年輕活潑的香味，帶有藥香，具有溫暖及陽剛的香氣。

| 功效 |

- 最大的療效就是有很強的消毒殺菌功能，尤其對抗黴菌更是，廣泛運用在各類清潔保養用品中，例如：洗髮精、沐浴露、肥皂等。
- 在孩子的使用上，多用在呼吸道疾病或淨化空氣；有些小朋友會有腳臭的問題，可將茶樹精油滴在衛生紙上後塞在鞋子裡，能達到除臭的效果。

| 補充知識 |

雖然被稱為茶樹，但與我們喝的茶、茶葉完全沾不上邊，是不同的植物。在古代茶樹的拼音是「Ti-Tree」，因為飄洋過海再加上經過口傳後就變成「Tea Tree」。另據說澳洲土著受傷時，會將茶樹搗碎敷在傷口上，有助於傷口消毒，甚至在第二次世界大戰時，士兵們還用它為傷口消毒。

孩子常用的
5 種基底油

在國外很多芳療書或是芳療師會建議某些純露或某些基底油可以口服，但在台灣，不確定來源的情況下，我會保持保留態度，不建議口服。

Jojoba oil

荷荷芭油

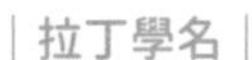

｜拉丁學名｜

Simmondsia chinensis

｜說明｜

荷荷芭樹原生於北美洲能夠抵擋沙漠地區極端氣候的乾旱地帶，是一種野生長青的灌木植物，荷荷芭樹的種子裡約含有高達 60% 的油脂。加上荷荷芭油具有強烈的抗氧化特性，所以非常容易使用和保存，而美洲原住民用荷荷芭油來護髮及作為醫療用品，甚至用來治療癌症。

｜萃取方式｜

是由荷荷芭籽經過冷壓萃取而出。

｜外觀｜

最佳的荷荷芭油顏色為金黃色油，荷荷芭油原本型態是一種液態蠟，因此放在冷藏時會結凍，放回室溫後又會再恢復成液態。

｜功效｜

- 荷荷芭油親膚性高，被視為保養品與抗老化保養品中的上好原料，也是臉部調理的必要成分。
- 它具有控油效果，亦有消炎的成分，與多樣的基底油和精油搭配使用，氣味不會喧賓奪主，且能幫助抗痘和減輕關節疼痛。
- 非常適合小孩使用，不論是拿來按摩或是新生兒的脂漏性皮膚炎都具有非常好的調理效果。

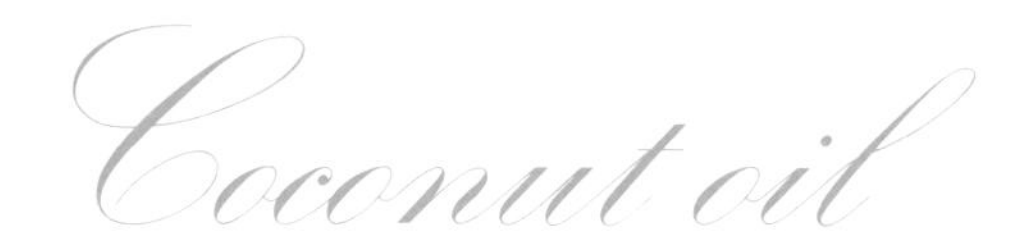

椰子油

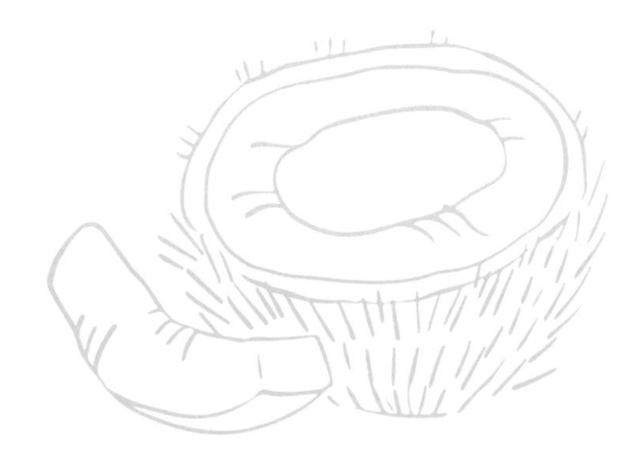

| 拉丁學名 |

Cocos nucifera

| 說明 |

- 甜甜的椰子油香，彷彿在渡假般的氣息，椰子樹原產於印度洋，屬於棕櫚科，大量栽種於印尼、馬來西亞和西印度群島。椰子殼厚實且多纖維，裡面的椰肉白嫩鮮甜，椰子中心中空的地方充滿椰汁。
- 椰子油的成分大多為飽和油脂，故較為穩定並容易保存，因椰子油的氣味孩子通常會蠻喜歡的，而且性質溫和，替孩子按摩或是做成嬰幼兒護膚品都非常適合。

| 外觀 |

純椰子油很容易受到環境溫度影響，通常在 23 ～ 25 度以下是固體，25 度以上會變為液體，固體呈白色；液狀時為透明無色。

| 功效 |

- 常使用在防曬和沐浴產品中，修護乾燥、受損的頭髮與肌膚。
- 在使用上經常拿來調理乾燥皮膚、保持滋潤，以及加在護脣膏中，具有良好鎮定敏感肌的療效。

Camellia oil

苦茶油

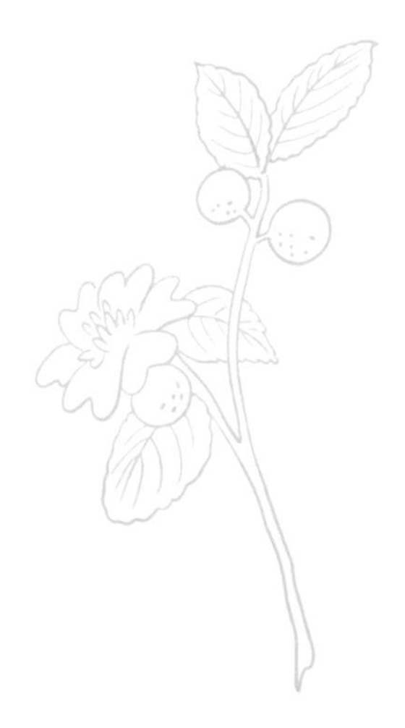

| 拉丁學名 |

Camellia oleifera ／ *Camellia tenuiflora*

| 說明 |

為台灣獨特自產油品，榨取自油茶的茶籽，在台灣國家標準（CNS）中制定苦茶油的標準，必須是完全從山茶屬（Camellia）的大果油茶（Camellia oleifera）及小果油茶（Camellia tenuiflora）的茶籽壓榨出來的油才能稱為苦茶油。

| 萃取方式 |

萃取法分為壓榨苦茶油和精製苦茶油兩種。苦茶油富含不飽和脂肪酸（74%～87%），同時也含茶多酚、葉綠素、維生素 A、E，以及角鯊烯，被營養學界稱為「植物黃金」。

| 功效 |

- 可消炎殺菌、修復細胞、促進大腦認知功能、預防皮膚老化，並且改善血液循環、促進消化系統功能、強化內分泌系統功能、強化骨骼系統功能、預防癌症、防輻射作用等。
- 苦茶油很適合拿來做乳液，因其功效，所以對於異位性皮膚炎的肌膚有明顯的舒緩效果。
- 苦茶油爆老薑拌麵線給腸胃吸收不良的孩子吃，具有健胃整腸的效果。

Olive oil

橄欖油

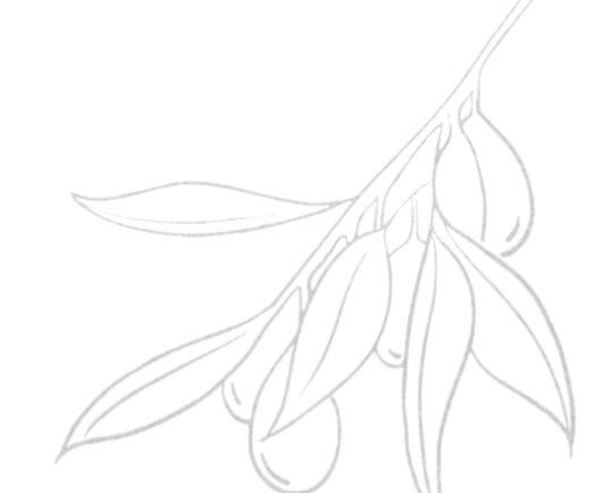

| 拉丁學名 |

Olea europaea

| 說明 |

- 許多媽媽發愁，要去哪裡買基底油呢？橄欖油其實也是一個很不錯的選擇，因為取得非常容易，而且對肌膚也具有非常好的滋養效果，同時也很溫和，適合寶寶使用。
- 橄欖是一種水果，是橄欖樹的果實，橄欖樹在水分不多的環境下能生長的很好，而越早收成的橄欖（綠色）榨出来的橄欖油價值越高。

| 萃取方式 |

橄欖油並非萃取其果核或種子，而是萃取自果肉，因果肉含有油脂。橄欖油因含有橄欖多酚，因此在食用時，會有刺刺辣辣的感覺，所以刺辣的感覺是好的，不要排斥它。而冷壓初榨（Extra Virgin）的橄欖油是市面上品質最好的。

| 外觀 |

橄欖油的色澤隨著橄欖果實的成熟度有所不同，從深綠色到淺黃色不等。果實小小的，果實顏色會因掛在樹上的時間有不同的呈現，最年輕的果實呈綠色，然後轉為紅色，並逐漸成熟為黑色。

| 功效 |

- 橄欖油是主要的食用油，能降低胃酸，具有軟便效果，並刺激膽汁分泌。
- 橄欖油用於肌膚方面，常用來處理燙傷及皮膚炎，特別是濕疹和乾癬，對於敏感與龜裂膚質的護理非常有效，很適合作為乳液，在冬天時，全身塗抹，對於新生兒的脂漏性皮膚炎非常有效。

Black sesame oil

黑芝麻油

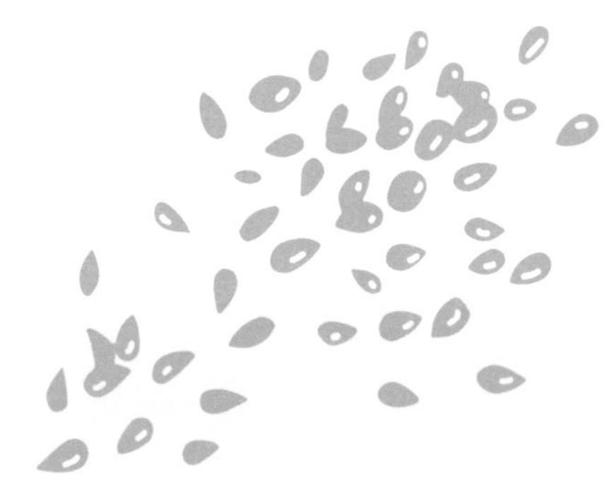

| 拉丁學名 |

Sesamum indicum

| 說明 |

- 媽媽們在坐月子的時候，最有記憶的應該就是麻油雞的香氣，麻油雞的麻油就是黑芝麻油。芝麻油我們常聽到，但芝麻是有分類的，因種子顏色不同有白芝麻與黑芝麻兩種。
- 因台灣白芝麻的產量極少，大多都靠進口，因此在國外的基底油書裡面會提到常用的芝麻油是白芝麻油，而在國內常用的是黑芝麻油，在東方文化裡面黑芝麻油也是較常被使用到的，所以今天就將黑芝麻油介紹給大家，同時取得也較容易。

| 功效 |

- 黑芝麻油萃取自胡麻植物本身的種子，它的穩定性高，其含鐵量為菠菜的 3 倍，對於皮膚保養及食用營養價值甚高。
- 黑芝麻油對於皮膚滋潤效果非常好，適合肌膚修復。
- 黑芝麻油因氣味非常濃郁，會把精油的香氣蓋過，因此非常適合單擦。

| 經驗分享 |

我對於黑芝麻油的讚嘆在於之前我兒子不滿三個月的時候因狂拉肚子，屁股紅臀非常嚴重，當時我婆婆告訴我黑芝麻油直接塗在寶寶的屁股上非常有效，當時我半信半疑，但我還是塗了，結果只塗一次，就馬上看見寶寶紅臀幾乎已經完全消失，因此我大大了解這油的神奇，同時我們中醫裡面使用的紫雲膏，其實也是用黑芝麻油去熬煮而成，由此可見，這是東方專屬得天獨厚的好油！

孩子常用的 5 種純露

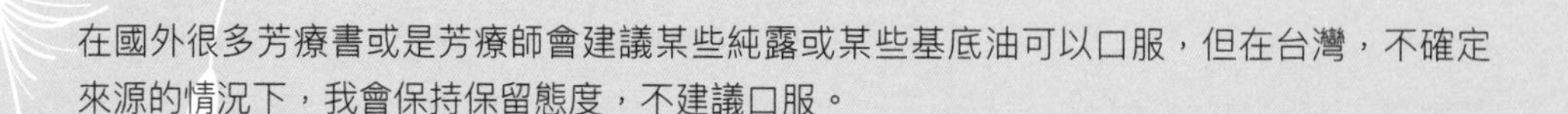

在國外很多芳療書或是芳療師會建議某些純露或某些基底油可以口服，但在台灣，不確定來源的情況下，我會保持保留態度，不建議口服。

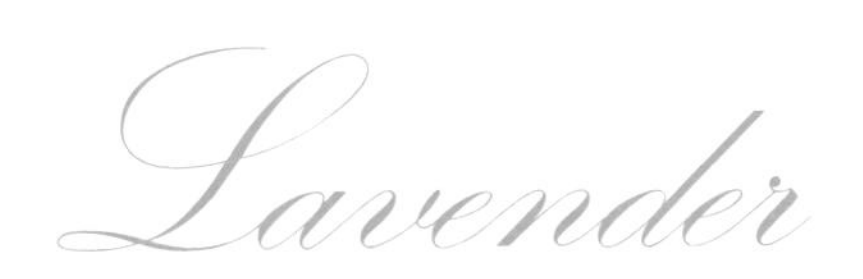

純正薰衣草純露

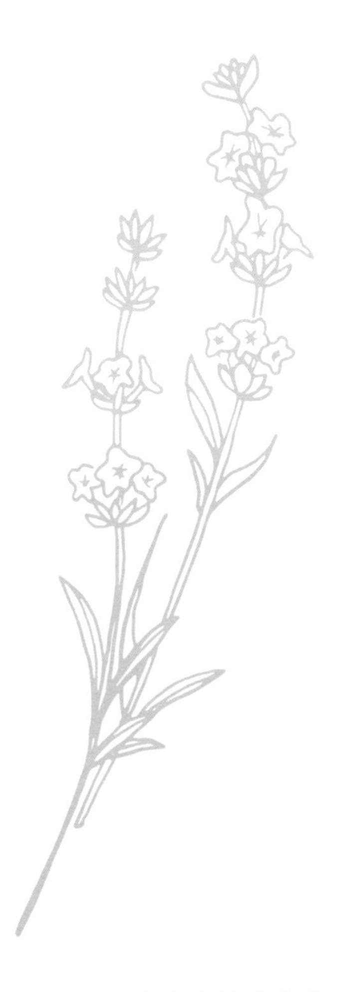

| 拉丁學名 |

Lavandula angustifolia

| 說明 |

用途廣泛，適用於任何膚質，是適合小朋友使用的純露之一。

| 調性 |

溫和，且有著清甜、溫暖的香氣。

| 功效 |

- 薰衣草純露對於乾燥及敏感肌有良好的鎮靜舒緩效果，也非常適合作為臉部噴霧，當化妝水使用。
- 適合添加在新生兒洗澡水中沐浴，能穩定情緒並鎮靜肌膚，亦可以作為寶寶屁股清潔使用，或是調和羅馬洋甘菊純露，能緩解尿布疹等肌膚問題。
- 睡前在空氣中噴灑薰衣草純露能幫助寶寶入睡。
- 可用於清潔皮膚或是皮膚外傷，在割傷或擦傷的部位，局部噴灑或濕敷，都能舒緩傷口的疼痛與不適。
- 能作為爽身噴霧、一般的傷口清潔、鎮靜皮膚發紅發熱、止癢、舒緩蚊蟲叮咬。

Roman chamomile

羅馬洋甘菊純露

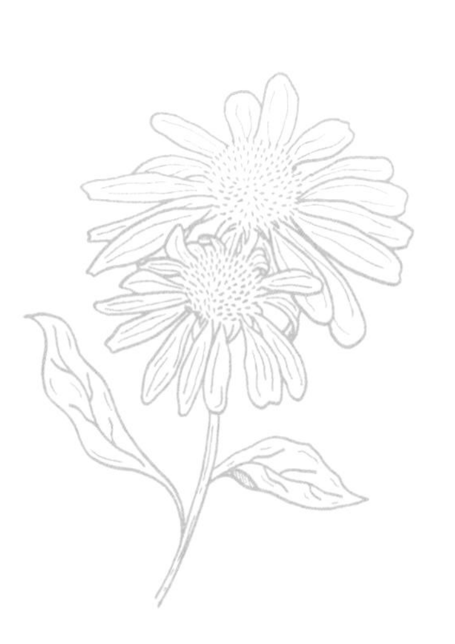

| 拉丁學名 |

Chamaemelum nobile

| 說明 |

為孩子使用純露的首選，連新生兒都能安心使用，可加入洗澡水沐浴，或作為睡眠時的舒眠噴霧都非常適合。

| 調性 |

有著青蘋果般的香甜氣息，猶如蜂蜜般可口。

| 功效 |

- 加純水稀釋後的羅馬洋甘菊純露直接噴灑於尿布疹患部，有非常好的止痛效果，並有消炎及鎮靜的功效；或直接用羅馬洋甘菊純露加薰衣草純露以 1：1 的比例濕敷。
- 稀釋後的羅馬洋甘菊純露塗抹在牙齦上能舒緩長牙不適感，並減少發炎、腫脹及疼痛。
- 可舒緩發炎、曬傷、燙傷、尿布疹、濕疹、外生殖器的搔癢、壓力、失眠、過敏等症狀，並鎮靜，與安撫情緒。

Immortelle/Everlasting

永久花純露

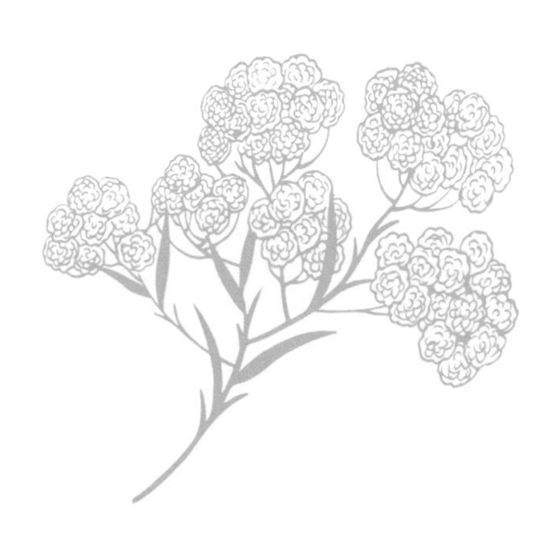

|拉丁學名|

Helichrysum italicum

|說明|

永久花就是我們常聽到的蠟菊。

|調性|

不論是精油或是純露，都能聞到帶有煙燻味的蜂蜜香，也有人覺得像是古早味紅茶的香氣，並帶有微微的藥草味。

|功效|

- 永久花純露是非常好的活血化瘀劑，可以濕敷的方式處理孩子磕磕碰碰的瘀傷或是腫脹，甚至能將皮下的瘀血帶至表皮，具有極佳消炎、止痛的療效。
- 用於皮膚，能幫助治療、淡化疤痕。
- 有利於敏感、乾燥及毛孔阻塞的肌膚，進行清潔並安撫；對成人的抗皺效果也非常好。

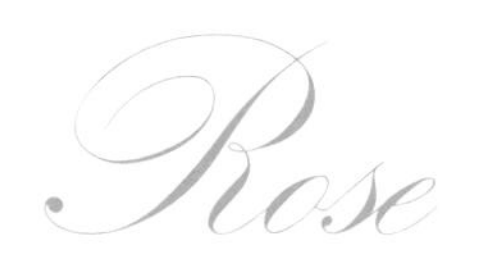

大馬士革玫瑰純露

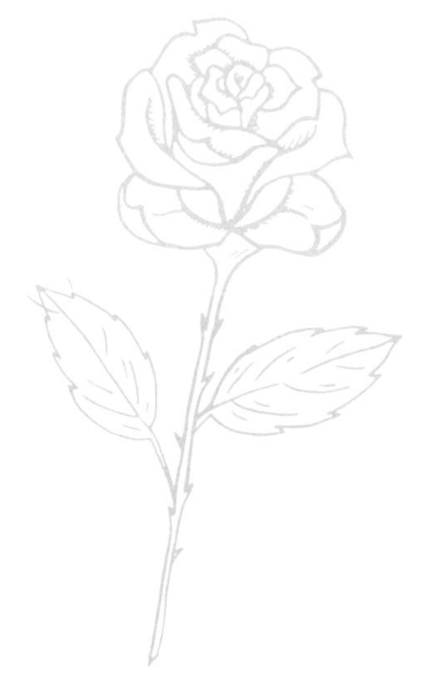

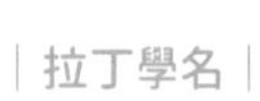

Rosa damascena

說明

玫瑰是孩子從小就認識的花朵，玫瑰的香氣
孩子們大多都非常的熟悉。

調性

大馬士革玫瑰純露聞起來猶如一朵新鮮的玫瑰，有著蜂蜜加上花香氣味的精緻、優雅。

功效

- 大馬士革玫瑰純露具有非常好的保濕效果，適合中乾性、熟齡、敏感及暗沉的肌膚使用。
- 溫和的殺菌消毒功效，能處理一般傷口。
- 對於抒解壓力、失眠及舒緩情緒有著顯著的效果，也能處理曬傷與抗過敏的狀況。
- 對於結膜炎有很好的功效。
- 小孩能夠用於泡澡，能穩定、安撫情緒。

Thyme linalool

沉香醇百里香純露

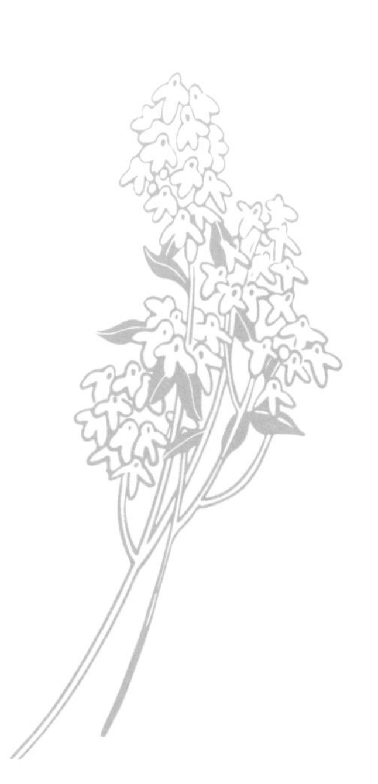

| 拉丁學名 |

Thymus vulgaris ct. linalool

| 調性 |

有著甜甜的水果香氣及淡淡的藥草香。

| 功效 |

- 具有溫和殺菌消毒的功效，能抗病毒及黴菌。
- 能用來清潔傷口，並舒緩被昆蟲叮咬的不適。
- 當嬰幼兒需要口服以預防感冒、腸病毒、輪狀病毒時，沉香醇百里香純露是既安全又有效的選擇。
- 沐浴時加入沉香醇百里香純露能舒緩尿布疹的不適及消炎。
- 在清洗寶寶的床單、衣物、尿片時，也可加入洗衣機一起清洗，能有良好的抗菌效果。

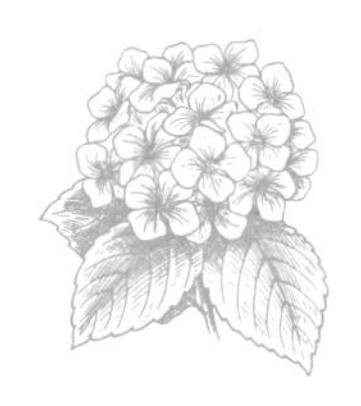

Article.05

這就是力量，使用精油的安心心法：精油禁忌與毒性

使用精油的安全性，是所有父母最關心的問題，許多似是而非的資訊，也讓人無所適從，但使用精油有兩個關鍵，一是精油必須是天然的，不是化學香精；二是使用濃度，這兩個是精油安全的重點法則！

常有人問我，使用薰衣草精油導致男性女乳及性早熟的問題，關於此，我請教了相關的專家學者，同時也找了國際資料，精油安全專家羅伯・滴莎蘭德：「真正的薰衣草與雌性素不相仿，也不會提高體內雌性素的濃度。」

雖說有些研究報告顯示驚人，但做醫學報導研究是需要更嚴謹看待，而網路上傳聞相關的研究，並不嚴謹，因此我提供幾個思考方向，給大家參考。

一來是通常添加在市售沐浴乳或是洗髮精中，標榜的薰衣草香，並不一定是精油，就算標榜精油也不一定是純精油，需要有純精油的原廠證明，而會導致男性女乳與性早熟的，正是化學香精裡的環境賀爾蒙；二來一個疾病的形成因素太多，無法用單一面向就能確認其相關性，且研究個案數過少。

所以在選購時，必須是真正天然的精油是非常重要的，另外濃度也是很關鍵的因素，這些本書都有特別提醒，所以千萬別以為天然就能高濃度，這是錯誤的觀念！

芳香療法行之有數千年，越古老的方式其安全性都被前人試過，而後人添加化學及使用濃度不當才會造成危害，因此掌握好原則，就不用擔心會有不良反應。我自己的孩子也在安全的範圍使用下健康成長，這些都是父母能夠把關的部分。

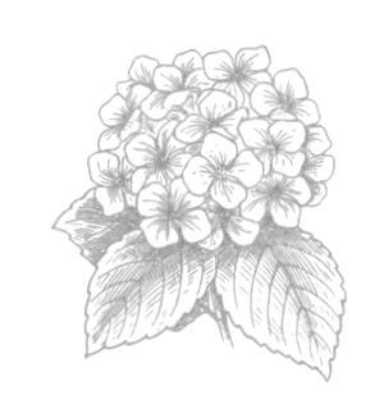

Article.06

精油挑選方式

選擇精油的時候，可以參考以下幾點，作為購買依據，能減少買到不純精油的機率。

方式	說明
產地	每種植物都會有對應的生產產地，如果該產地不是該植物生長的產地，那麼就要慎選，如同北極不會出產西瓜的邏輯。因此購買時要查清楚自己買的精油，植物的產地在何處，以作為參考依據。
售價	精油的稀有性及萃取的方式不同，因此會有不同的價格落差，例如：一公噸的玫瑰花大約只能萃取一公升的玫瑰精油，因此價格較為昂貴；八顆檸檬約可萃出 1cc 的檸檬精油，因此價格較為親民。
認證	有機精油，認證的是植物，不是精油，因此要選擇有「有機栽種認證」標章。且認證機構也要具有公信力及說服力，因目前坊間標章太多，因此也要詢問清楚標章來源。
包裝、標示	精油遇光容易氧化，因此以裝入深色密封玻璃瓶為主，並且瓶身會貼有拉丁學名、廠商資料、產地等標示。
顏色	精油大多為透明無色至淡黃色，少數精油會因萃取部位不同，而有不同顏色，例如：果皮類精油會因果皮顏色的影響；甜橙會呈現橘色；佛手柑會呈現綠色；但玫瑰與薰衣草皆為透明無色至淡黃色，不會有粉紅色或是紫色。
氣味	香氣不持久、聞起來舒服，且不會刺鼻或太過濃烈。
廠商、評價	現在販售精油的管道很多，因此可以販售商的專業度作為判別標準。

CHAPTER 3

孩子身體常見症狀與另類處理

Common Symptom
alternative therapies

children and

精油使用方式

方式 疾病	薰香	按摩	沐浴 / 泡澡	塗抹	濕敷	噴霧
皮膚常見問題						
蕁麻疹 _P.88				✽	✽	✽
尿布疹 _P.89				✽		✽
濕疹 / 異位性皮膚炎 _P.90				✽	✽	✽
皮膚炎 / 皮膚過敏 _P.92				✽	✽	✽
脂漏性皮膚炎 _P.94				✽	✽	
腳臭 _P.95			✽			✽
消化系統常見問題						
嘔吐 _P.96	✽			✽		
腹瀉 _P.97		✽		✽		
便祕 _P.98		✽				
諾羅病毒 / 輪狀病毒 _P.101	✽	✽	✽			
嬰兒腸絞痛 _P.102	✽	✽			✽	
手足口病（腸病毒） _P.103	✽		✽	✽		✽

疾病 ＼ 方式	薰香	按摩	沐浴 / 泡澡	塗抹	濕敷	噴霧
呼吸系統常見問題						
過敏性鼻炎 _P.105	✽	✽		✽		
感冒症狀處理（包含流感及一般感冒）_P.106	✽	✽	✽	✽		
發燒 _P.108	✽			✽	✽	
咳嗽 _P.109	✽	✽	✽	✽		
頭痛 _P.110	✽	✽		✽		
成長過程常見問題						
撞傷 _P.112				✽	✽	
成長痛 _P.113		✽			✽	
傷口處理 _P.114				✽		✽
玫瑰疹 _P.115	✽		✽		✽	
長牙不適 _P.116	✽	✽		✽	✽	
情緒及常見問題						
集中注意力 _P.118	✽	✽	✽			
安撫情緒 _P.120	✽	✽	✽			
增加自信 _P.121	✽	✽				
增加安全感 _P.123	✽	✽				
紓壓 _P.124	✽	✽				
舒眠 _P.126	✽	✽				✽

精油操作方式說明

香氣會透過不同的方式進入體內，不同的途徑就有不同的反應及效果，因此在為孩子執行芳香療法時，一定要用到對的途徑，才能確保安全性及效果，孩子在使用芳療的時候切記幾個重點，因為孩子的肝腎器官都還在發育當中，因此在使用的時候「濃度」是非常重要的關鍵！

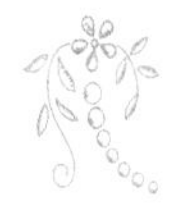

Section 01

年齡與劑量濃度的使用

過去我在接受芳療師培訓的過程中，我們得到的資訊濃度是 0（新生兒）～ 3 歲幼兒 0.5%以下，3 ～ 6 歲 1%以下，6 ～ 12 歲 1.5%以下，12 歲以上 3%以下（如表一），但在資訊爆炸的時代，到處都有不同的濃度討論，而我最終還是堅持我所學時的濃度，我用於自己的孩子身上，低劑量是唯一的原則，而孩子也沒有因為劑量過低而有沒效的問題，所以濃度非常重要，請不要忽視精油會從肝腎代謝這件事情。

年齡	劑量濃度
0（新生兒）～ 3 歲幼兒	0.5%以下
3 ～ 6 歲	1%以下
6 ～ 12 歲	1.5%以下
12 歲以上	3%以下

表一

另外精油是外用的，所以不建議口服！精油是濃縮的揮發性物質，濃度非常高，口服不但會直接影響肝腎代謝外，也有可能會灼傷口腔及食道黏膜，因此用於孩子身上，以外用為主，呵護孩子正在成長的身軀是父母的責任。

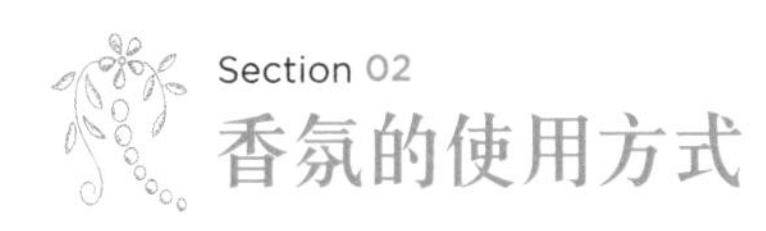

Section 02 香氛的使用方式

以下介紹的是適合孩子使用精油及純露的途徑，症狀用到對的途徑就能發揮最大的效果。

ITEM 01 薰香

薰香最常用在「舒緩情緒」及「舒緩呼吸道問題」，所以如果是肌肉痠痛用薰香是沒有太大幫助的，香氣透過鼻腔直達大腦邊緣系統，邊緣系統掌管人的情緒與記憶，因此對情緒有直接的效果；而在嗅吸的過程中直達鼻腔及呼吸系統，因此也最直接影響呼吸系統。

因此有情緒及呼吸道問題，薰香這樣的途徑是首選，進行薰香的精油，不需要稀釋，也就是說不需要加入基底油，只要加純精油，或是看機器本身，是要加水稀釋，或是加酒精而定，而薰香方式有很多種，以下跟大家介紹薰香的使用方式。

擴香機

目前擴香的機器大概分為三種類型。

- **水氧機（加水）**

  說明

  一般家裡最常使用的擴香方式，在機器裡加入水跟精油後，會噴出濃霧。好處是有加濕效果，很適合環境乾燥或是感冒的時候用，而且較省精油，缺點是用在太潮濕的空間時容易會有落塵。

須知

01 如果家有過敏兒或是氣喘兒，較不建議使用水氧機（但在感冒的時候可以使用）。

02 一般大小的機器，使用時只要加入精油 6 ～ 8 滴與水混合後即可使用。

03 純露可用此機器進行薰香，用水＋純露 1：1 稀釋。

擴香儀（不加水）

說明

直接用精油不加水，可直接將精油打出去，非常方便是它最大的優點，但缺點是很耗精油。

須知

用於感冒時薰香較不適合，因少了水氣無法濕潤呼吸道，因此用於舒眠，或是讀書時提振精神較為適合。

香水香氛機（加酒精）

說明

可以直接把香水（精油＋酒精）打散到空氣中，雖目前市面大多用的是化學香水，但我們可以把酒精加入精油調出精油香水後，用這種機器噴灑。

須知

現在很多百貨公司或飯店用的就是這種類型，比較適合大型空間的薰香方式，對於淨化空間及舒緩情緒有很好的擴香效果。

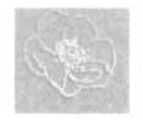

擴香小物

直接將純精油滴在小物上即可。

擴香石

只需要滴上純精油即可使用，非常方便又簡單，目前市面上有販售各式各樣的擴香石，但純精油揮發速度快，需要常補充。

* **擴香藤竹**

  這種方式方便又具有視覺效果，很常被用來裝飾室內空間。常常可以看到在一個窄口玻璃瓶上面，插幾根細藤竹的擴香瓶，是現在很常使用的擴香方式。

* **索拉花及棉球、石材等**

  現在有許多人已經將香氛擴香提升為藝術品，可將吸附香味的材質作為創作素材，使擴香成為更具生活美學的五感享受。

ITEM 02 沐浴（泡澡、泡腳）

除了下述的方法外，也可購買無香沐浴乳及洗髮精，自行加入精油使用，可抒解壓力、焦慮、肌肉痠痛、呼吸道及感冒等症狀，並改善皮膚問題。

* **蒸氣薰香**

  孩童感冒或咳嗽痰多時，可以將洗手台注滿熱水，將精油滴 3 ～ 5 滴在注滿熱水的洗手台，並將門窗關起，讓孩童在沐浴時，使用直接散發出的蒸氣薰香，請注意不要讓孩子太靠近洗手台避免燙傷，沐浴完畢後穿上衣物，可為孩子進行拍痰，幫助痰液排出。

* **加入精油**

  在通風的浴室空間，可將 6 滴純精油滴入溫水中，水溫不可過高，約攝氏 42 度左右，攪勻後浸泡 10 ～ 15 分鐘，並且緩慢呼吸，享受散發的香氣。【註：敏感性膚質宜將精油稀釋於媒介中再使用。】

* **加入純露**

  除精油外，也可以在水中加入純露泡澡，一般家庭式浴缸約加入 30 ～ 50ml 即可。

* **使用奶球**

  在使用精油沐浴時，可用奶球作為精油及水的媒介，讓精油更能溶於水中，或是用粗鹽，將精油加入粗鹽後攪拌成一罐備用，每次泡澡加入已加精油的粗鹽 30 克。

·ITEM 03· 按摩

將純精油加入基底油或乳液（乳霜）後進行按摩。研究指出按摩 3 ～ 5 分鐘就能幫助大腦釋放腦內啡達到止痛效果，同時按摩帶來的觸覺刺激能夠增加安全感及安撫情緒，因此嬰兒按摩對於須增加安全感的孩子來說，是非常重要的。

坊間上講按摩的書很多，但這裡講的按摩目的就是撫觸及增加精油的吸收速度，因此按摩重點就是按摩者手掌要完全服貼在被按摩者的皮膚上，按摩時藉由摩擦產生的溫度及體溫能增加精油吸收，同時厚實的撫觸會讓人有被包覆的安全感，而不同的症狀會有不同的按摩部位及方向，會在後面一章按照不同的按摩部位及方向另作解析。

按摩時精油調配濃度非常重要，避免皮膚過敏，因此套用以下公式，就能算出所需要調配的精油滴數。

小知識 TIPS　精油調配

✲ 調配公式

保養品 ml 數 × 濃度（%）×20 ＝加入精油總滴數

1ml ／克／ cc ＝ 20 滴精油（10ml ＝ 200 滴精油）

✲ 使用濃度表

年齡	部位	濃度
成人	全身按摩	2%～ 3%
	臉部	1%～ 2%
	敏感膚質	0.5%～ 1%
孕婦、老人、兒童、初生嬰兒	不限	0.1%～ 1%

✻ 計算範例

30ml 的基質，以及濃度 0.5%的精油，加入的精油總滴數為 3 滴。

30ml×0.5% ×20 = 3 滴精油（總數）。【註：3 滴是指總數 3 滴，不是每種精油各 3 滴。】

✻ 其他須知

噴霧、沐浴乳、洗髮精的調配比例與上列相同。

ITEM 04 其他使用方式

✻ **塗抹**

不需按摩，按摩油輕輕塗抹於需要塗抹的部位，例如：皮膚過敏、尿布疹等症狀。

✻ **噴霧**

噴霧可用於噴在過敏皮膚或是傷口處理上，甚至是環境的清潔，或是鞋子的清潔，而噴霧製作方式分為人體使用、物品使用。

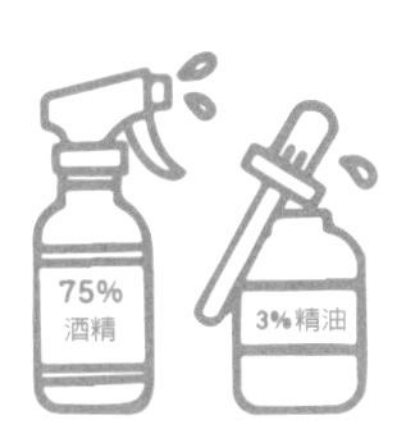

人體使用	⓪① 水＋甘油（少許，作為潤膚及媒介）＋精油（0.5 ～ 1%）。 ⓪② 將純露裝於噴瓶中作為噴霧使用。 ⓪③ 純露可互相搭配使用，亦為複方純露。
物品使用	75%酒精＋精油（3%）。

✻ **濕敷**

⓪① 取紗布或是毛巾、手帕將純露打濕在其上即可進行濕敷，也可以加入溫熱水，進行熱敷。

⓪② 皮膚過敏或是撞傷等時刻，可以將純露用於濕敷。

⓪③ 純露可互相搭配使用，亦為複方純露。

⓪④ 純精油不宜拿來直接濕敷，避免造成灼傷。

皮膚常見問題

蕁麻疹

蕁麻疹是很令人傷腦筋的皮膚問題，成因非常多元，有可能是食物，也有可能是碰到特定的過敏原；有可能是藥物，也有可能是情緒等問題，但原因已經不是在發作急性期時的第一處理要件，因為恐怕等找到原因時，疹子都消了，所以先處理不舒服的症狀才是主要需要做的，至於原因只能記錄，萬一下次再發生時，發病原因才能作為參考。

之前我們家老大一歲多的時候因為服用了退燒藥物，引起全身蕁麻疹，當初還因這樣住院住了七天，所以我印象非常深刻，那時候兒子全身起疹子，不停哭鬧，所以醫師診斷完成後，我用了芳療，幫助兒子度過他第一次蕁麻疹帶來的不舒服，後來因為找到過敏原，避開後也就沒有再發作過了。

* 類別：蕁麻疹分為急性及慢性。
  - 01 **急性蕁麻疹**：通常為碰觸到過敏原或是特殊體質及情緒帶來的急性發疹。
  - 02 **慢性蕁麻疹**：發作的時間持續超過六星期。
* 症狀：
  - 01 皮膚突然出現各種形狀的紅腫、突起斑塊，伴隨搔癢、刺痛及灼熱感。
  - 02 若發生在口腔和咽喉部黏膜，嚴重時可能造成呼吸困難。

＊ 芳療護理處置

適用精油	薰衣草、澳洲尤加利（止癢）、羅馬洋甘菊、茶樹（有感染的時候可加）。
適用純露	薰衣草純露、羅馬洋甘菊純露。
適用基底油	荷荷芭油。
使用方式	塗抹、濕敷、噴霧。
處置方式	＊ 立即就醫。 ＊ 用荷荷芭油調成按摩油，在疹子處塗抹，輕輕按摩至吸收。 ＊ 使用化妝棉或是毛巾，加入純露，在患處進行濕敷 5 ～ 10 分鐘。 ＊ 使用純露製作成噴霧，當有搔癢不適時可以噴於患處，安撫癢感。

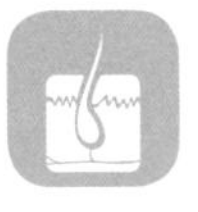

尿布疹

身為父母，每次只要看到寶寶嬌嫩小巧的小屁屁發紅，就會心疼得要命，但其實有許多天然的好物能幫助寶寶舒緩尿布疹的不舒適，且只要能勤勞更換尿布，並且找到適合寶寶的尿布就能有效預防。記得我兒子小時候屁股非常會挑尿布，只要是不適合他的膚質，尿布疹就會非常明顯，所以挑到適合材質的尿布非常重要。

＊ 產生原因：寶寶的尿液或糞便中的刺激物質，在尿布與皮膚間不斷摩擦，所造成的紅腫與破皮。

＊ 症狀：與尿布接觸的部位有紅疹、大片紅腫，嚴重時會有破皮現象。

✻ 芳療護理處置

適用精油	薰衣草、乳香、甜馬鬱蘭、羅馬洋甘菊、甜橙。
適用純露	薰衣草純露、羅馬洋甘菊純露、永久花純露。
適用基底油	黑芝麻油、荷荷芭油。
使用方式	塗抹、噴霧。
處置方式	✻ 可單塗黑芝麻油。 ✻ 可使用純露做成噴霧，噴灑在寶寶的小屁屁上，並且輕拍幫助吸收。
貼心小叮嚀	✻ 若有破皮，可塗抹少許凡士林保護皮膚，也可將凡士林隔水加熱後加入精油及基底油，精油 0.5%，基底油比例為 10 克凡士林約加入 3ml。 ✻ 若要加精油可使用荷荷芭油為基底油，因黑芝麻油氣味較重易蓋掉精油香氣。 ✻ 注意尿布是否適合寶寶，可多方挑選及比較。

濕疹／異位性皮膚炎

看著寶寶抓阿抓，抓到皮膚破皮、流血看了很心疼，目前異位性皮膚炎還沒有一個明確的原因，每次演講都會遇到很多父母對此困擾不已，但按照我的經驗，我發現異位性皮膚炎的發生與寶寶的情緒有很大的關係，很多人會覺得奇怪孩子情緒哪來的？其實是來自父母。

孩子猶如天線寶寶，他們對於父母的情緒非常敏感，只要父母感到焦慮或壓力，寶寶很快就能發現，只是他們不會表達這樣的情緒，所以就從皮膚表達出來，弔詭的是，家裡整理得越乾淨的孩子異位性皮膚炎越嚴重，或許對清潔的強迫也是一種情緒的壓力所造成的結果。

因此除了使用芳療在皮膚舒緩症狀外，我覺得更重要的是透過薰香放鬆父母及孩子的壓力，而舒壓的香氣就是以大家喜歡的為首選，不需要特別選定哪些香氣。清潔最好使用清水，不見得要使用清潔劑，而如果選擇手工皂，也要注意手工皂若在潮濕狀態也容易會滋生細菌。

* 定義：異位性皮膚炎（atopic dermatitis）亦為濕疹的一種，因為容易發生在嬰幼兒、兒童及青少年期，所以又稱為幼兒性溼疹，為慢性且易復發的搔癢性皮膚疾患。

* 症狀：

  01 患童全身皮膚有區塊性的泛紅、丘疹、水泡，且會反覆發生。

  02 異位性皮膚炎多生長在臉頰、唇邊、手腕、肘彎及小腹皺褶等處。

  03 患處傷口型態多重，會呈現乾燥、紅腫、水泡、皮膚出水、結痂脫屑、患處皮膚變厚、變粗。

  04 患處易因抓破皮受細菌感染而發炎。

* 芳療護理處置

適用精油	薰衣草、澳洲尤加利（止癢）、羅馬洋甘菊、乳香。
適用純露	薰衣草純露、羅馬洋甘菊純露、永久花純露。
適用基底油	苦茶油、椰子油、荷荷芭油。
使用方式	塗抹、濕敷、噴霧。
處置方式	* 先看醫生。 * 調製按摩油，塗抹在孩子有異位性皮膚炎的部位，輕輕按摩至吸收即可。 * 使用化妝棉或是毛巾，加入純露，在患處進行濕敷 5 ～ 10 分鐘。 * 使用純露製作成噴霧，當有搔癢不適時可以噴於患處，安撫癢感。

皮膚過敏／皮膚炎

皮膚過敏不管大人還是小孩都很常見到，發生原因非常多，我自己的免疫疾病就是皮膚動不動就過敏，所以不用說小朋友，連我自己是大人都常常癢到受不了，更何況是小朋友。

孩子通常在出去玩的時候，可能碰到植物或是貓狗等動物後，開始出現紅疹，或是吃到不新鮮的海鮮都會造成皮膚過敏，因此我們在芳療上主要是針對皮膚不舒服的部分做處理，所以還是得去找皮膚科醫師確認病因。

- 說明：多發於敏感性肌膚或敏感體質。
- 產生原因：

01 當皮膚受到各種刺激，例如：化學製劑、花粉、灰塵、塵蟎、某些過敏原食品、污染的空氣等，致使皮膚或黏膜啟動防衛機制，而白血球會釋放出化學物質像是組織胺等，引起皮膚產生炎症反應。

02 皮膚發炎反應，可能由於感染、過敏反應或內部問題而造成。

- 芳療護理處置

適用精油	薰衣草、羅馬洋甘菊、甜馬鬱蘭、乳香。
適用純露	薰衣草純露、羅馬洋甘菊純露、永久花純露。
適用基底油	荷荷芭油。
使用方式	塗抹、濕敷、噴霧。
處置方式	＊立即就醫。 ＊移除過敏原。 ＊清水清潔，盡量不要用清潔用品以減少刺激。 ＊用荷荷芭油調成按摩油，在過敏處塗抹，輕輕按摩至吸收。 ＊使用化妝棉或是毛巾，加入純露，在患處進行濕敷 5 ～ 10 分鐘。 ＊使用純露製作成噴霧，當有搔癢不適時可以噴於患處，安撫癢感。

貼心小叮嚀	✻ 異位性皮膚炎、脂漏性皮膚炎另有其他處置方式。【註：詳細請參考 P.90、P.94。】

小知識 TIPS **分類與症狀**

皮膚過敏（皮膚炎）是非常廣泛的說法，因此以下我們將之細分，讓爸媽能更了解寶寶的肌膚狀態。

類型	症狀說明
異位性皮膚炎	是一種反覆發生的搔癢性皮膚炎，與遺傳有關，是嬰兒期及幼兒期最常見的皮膚疾患。
脂漏性皮膚炎	✻ 一種原因不明的濕疹性皮膚疾病，發生於富含皮脂腺的區域，例如：頭皮（新生兒常見，常被稱為臭頭）、鼻側、眉毛、眼皮、耳後、胸部正中央部位，腋下及陰部也可能出現皮疹。 ✻ 皮疹特徵是皮膚發紅出現黃色調鱗屑，偶出現黃褐色較厚的結痂及濕潤的情形，但並不一定會合併癢感。 ✻ 通常發生於嬰兒期及 30 ～ 60 歲之中年人。
接觸性皮膚炎	✻ 很常見，依發生的原因可以分為兩類，一是刺激性的接觸性皮膚炎（如強酸強鹼物質），另一是過敏性的接觸性皮膚炎（如灰塵）。 ✻ 接觸性皮膚炎長相多變，可以癢也可痛（以癢的表現屬多），大多有發紅現象，但也因嚴重程度或急慢性表現，而呈現水泡、乾燥、脫皮等不同現象。
日光性皮膚炎	常發生於被太陽照射處，例如：手臂、臉部出現濕疹般的小疹子，癢又會脫皮，因不當日曬所造成。
植物性皮膚炎	紅腫、刺痛，例如：檸檬等敏感物質。

脂漏性皮膚炎

很多新生兒出生的時候，頭皮或是眉毛處、臉上會看到感覺淡黃色的屑屑或是疹子一片片，聞起來有點油耗味，老一輩常說那是「信賽（台語）」，或是說媽媽懷孕的時候胎火太旺，其實這就是常聽到的脂漏性皮膚炎。

很常在新生兒看見，但這樣的問題不需要太擔心，只要用基底油在寶寶患處塗抹保濕即可，千萬不要去摳它，也不要過度清潔，用清水保持清潔即可，避免摳破產生傷口，也不要使用偏方過度刺激皮膚，保護好皮膚為首要任務。

- 說明：多半在出生後半個月至三個月左右開始出現，通常沿著皮脂腺分布處出現。
- 產生原因：為一種慢性皮膚炎，目前原因還不是很確定。
- 症狀：
  01 發生皮脂腺分泌旺盛的部位，例如：頭皮、眉毛、鼻緣、耳朵等，嚴重時會延伸至脖子、腋下、臀部、股溝等處。
  02 患處呈現落屑性紅斑，伴有大片油性的黃色痂皮，多半不會感覺到搔癢，會有一點臭油味。
- 芳療護理處置

適用精油	薰衣草、甜橙、乳香。
適用純露	薰衣草純露、羅馬洋甘菊純露、永久花純露、玫瑰純露。
適用基底油	荷荷芭油、椰子油、橄欖油、黑芝麻油。
使用方式	塗抹、濕敷、噴霧。
處置方式	* 使用化妝棉或是毛巾，加入純露，在患處進行濕敷 5 ～ 10 分鐘。 * 使用純露製作成噴霧，可以噴於患處，淨化氣味。

貼心小叮嚀	✲ 若要加精油則用荷荷芭油調成按摩油，在患處塗抹，輕輕按摩至吸收。 ✲ 若要單擦基底油，可塗抹椰子油、橄欖油、黑芝麻油。【註：因為基底油氣味較重，所以建議單用。】

腳臭

嬰兒自然是沒有腳臭的問題，相信很多新手父母對於新生的的小腳丫，都覺得非常的香，拿來親親抱抱都不覺得髒，而隨著寶寶長大開始穿鞋子、學走路開始，鞋子跟腳丫子就開始出現腳臭味了，但爸媽們也不用覺得沮喪或是幻滅，這是成長必經之路，其實處理得善，腳臭就會慢慢消失，只要在腳上及鞋子裡執行芳香療法，自然可以還給孩子無臭無味的腳丫子。

✲ 說明：小朋友脫下鞋子後，足部有難聞氣味。

✲ 產生原因：小朋友的足部小汗腺分泌旺盛，汗腺分泌物在細菌、黴菌分解下產生臭味。

✲ 芳療護理處置

適用精油	沉香醇百里香、澳洲尤加利、茶樹、大西洋雪松（以上皆有殺菌除臭的強項）。
適用純露	沉香醇百里香純露。
使用方式	沐浴、泡腳、噴霧。
處置方式	✲ 足部清洗乾淨，可購買無香沐浴露將精油加入。 ✲ 使用精油或是純露泡腳。 ✲ 用酒精做成噴霧，噴灑在鞋子內。 ✲ 鞋子不穿時，將純精油滴在衛生紙上後，塞到鞋子內。

消化系統常見問題

嘔吐

爸媽看到孩子嘔吐時，通常都是一陣驚嚇，然後就要去處理現場，從寶寶出生開始，吐奶應該是我們第一次見到他們嘔吐，但嘔吐是一個症狀，所以不一定是什麼原因，因此如果遇到孩子嘔吐，記得帶去看醫生，確定嘔吐的原因是什麼，腸胃炎會嘔吐，腦部撞擊腦震盪也會嘔吐，感冒也會嘔吐，所以不要忽視嘔吐小小的一個症狀，這些都需要父母更進一步了解根本的原因是什麼。

- 定義：非自願性的由口、鼻吐出來自腸胃道的消化液及食物。
- 類別：因為嘔吐是一種症狀，所以將常見嘔吐的原因分類方便父母了解，我將此分為腸胃型及非腸胃型，腸胃型顧名思義與腸胃有關，非腸胃型就與腸胃無關，以下為常見病因。
  - 01 **腸胃型嘔吐**：最常見的是急性腸胃炎、病毒性腸胃炎、細菌性腸胃炎、便祕、先天性幽門狹窄、腸道阻塞、餵食過量、食物中毒或某些藥物等原因均會引起嘔吐症狀。
  - 02 **非腸胃型嘔吐**：最常見的是一般感冒咽喉發炎、支氣管炎、肺炎劇咳、腦瘤、腦出血、腦膜炎造成腦壓上升、暈車及心理因素等，都有可能造成嘔吐症狀。
- 芳療護理處置

適用精油	薰衣草、甜橙、葡萄柚、佛手柑。
適用基底油	荷荷芭油。

使用方式	薰香、塗抹。
處置方式	✲ 停止餵食。 ✲ 注意口腔清潔，可用紗布沾少許純露清潔口腔。 ✲ 嘔吐會造成異味及情緒不佳，因此可以薰香柑橘類，使空氣味道變好，又可以減少噁心感。 ✲ 可調好按摩油塗抹在額頭、腹部、胸口、背部，輕輕按摩至吸收。
貼心小叮嚀	✲ 如合併其他症狀（哭鬧不休、發燒、頭痛等），請立即就醫。

腹瀉

腹瀉是爸媽最討厭的症狀之一，因為看著孩子整個拉到虛脫的樣子，怎樣都是很捨不得，腹瀉原因有很多，有可能是吃了不潔的食物、腸胃型感冒、過敏、壓力、乳糖不耐等都會造成腹瀉，腹瀉最擔心的就是孩子會脫水。

因孩子每個年齡層排便次數不一樣，像是嬰兒如果餵母乳那麼他的糞便看起來也會很像腹瀉，而且一天多達七八次都有可能，因此觀察孩子是否腹瀉，就要跟孩子平時排便次數及便便的形狀做比較會比較精準，若孩子排便次數明顯增加，就要盡快就醫。

✲ 症狀：

01 大便次數增加且糞便性質稀薄甚至如水樣，解稀水便伴隨腹痛。

02 孩子排便次數一天可達數次到十幾次，糞便呈黃色或綠色，形狀呈軟糊狀或蛋花樣，常會伴有酸臭味，排便時顯得哭鬧、躁動，可能伴隨發燒、精神倦怠等現象。

✲ 芳療護理處置

適用精油	✲ 病毒感染或食物不潔引起：沉香醇百里香、薰衣草、羅馬洋甘菊、茶樹。 ✲ 壓力引起：甜橙、甜馬鬱蘭、苦橙葉、薰衣草。
適用純露	沉香醇百里香純露、薰衣草純露、羅馬洋甘菊純露。
適用基底油	荷荷芭油、椰子油。
使用方式	按摩、塗抹。
處置方式	✲ 按照醫師指示給予止瀉劑。 ✲ 補充電解質（兒童專用電解質補充液）。 ✲ 調好按摩油後，在背部按摩，舒緩情緒。
貼心小叮嚀	✲ 應避免飲用成人運動飲料，因電解質濃度太高會造成孩子腎臟負擔。 ✲ 如孩子拒絕被按摩，可將按摩油塗抹於腹部輕輕按摩至吸收即可。 ✲ 注意臀部皮膚避免破皮。【註：詳細請參考 P.89 尿布疹。】

便祕

便祕常被認為是長時間解便解不出來，其實不然，只要糞便變堅硬就是便祕的徵兆，通常跟寶寶飲食有關係，例如：開始吃固態食物，或是牛奶泡太濃，這些因素都會造成便祕，而發燒時糞便也會變硬，因身體會需要透過各個部分吸收水分改善體內缺水情況，所以發燒時補充水分非常重要。

因為我兩個孩子都是母奶寶寶，全母奶到一歲半，所以在小時候較無便祕情況，但開始吃固態食物的時候，因為小孩不喜歡喝水，導致便便很像山羊便，一顆一顆的，所以只好想盡辦法讓他願意喝水，才改善便祕問題，而腹部按摩是非常好用的方式，能幫助排便。另外，相信大家都有一個經驗，突然很想解便，但是當時沒廁所，或是不方便解，等事後想解又解不出來，孩子也是一樣，很多孩子上學之後為了玩，或是不好意思跟老師說要上大號，因此一直憋著，憋到最後也會變成解不出來，這也是需要幫助孩子養成固定的排便習慣，讓排便不再是多餘的事，而是常規要做的事。

✲ 症狀：

01 排便次數減少甚至多日未解便（成人：三天；小孩：四天）。

02 糞便性質偏硬，甚至顆粒狀如小石頭，排便困難、進食量減少、腹脹腹痛、易哭鬧躁動。

✲ 芳療護理處置

適用精油	薰衣草、甜橙、葡萄柚、甜馬鬱蘭、羅馬洋甘菊、佛手柑。
適用基底油	荷荷芭油、椰子油。
使用方式	按摩。
處置方式	✲ 補充水分（一日喝水量公式）。【註：詳細請參考 P.100。】 ✲ 多吃蔬果攝取纖維質。 ✲ 黑棗汁可幫助排便，能適量攝取。 ✲ 按摩油調好後，可進行腹部順時針按摩（如圖一）。
貼心小叮嚀	✲ 養成固定排便習慣，例如固定每天早上或是每天下午。 ✲ 保護肛門處肌膚。【註：詳細請參考 P.89 尿布疹。】

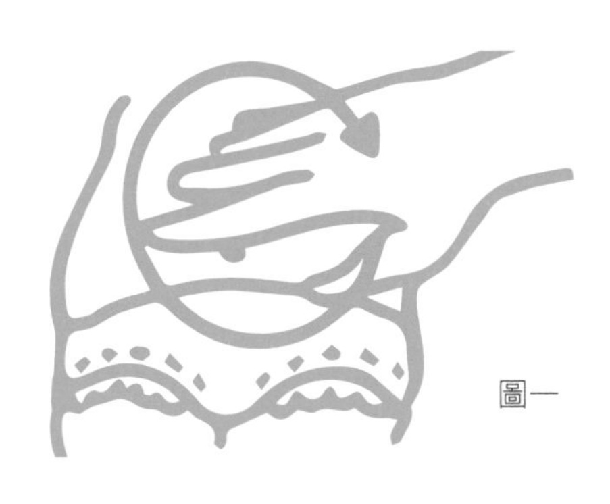

圖一

小知識 TIPS　一日喝水量公式

體重	公式	例子
成人		
	體重（公斤）×30 ～ 40cc	60 公斤的成人： 60×30 ～ 40cc ＝ 1800 ～ 2400cc
兒童（1 歲以上的孩子）		
10kg（含）以下	體重（公斤）×100cc	8 公斤的孩子： 8×100cc ＝ 800cc
11 ～ 20kg（含）	1000cc ＋（體重 −10）×50cc	18 公斤的孩子： 1000 ＋（18−10） ×50 ＝ 1400cc
21kg 以上	1500cc ＋（體重 −20）×20cc	25 公斤的孩子： 1500 ＋（25−20） ×20 ＝ 1600cc 30 公斤的孩子： 1500 ＋（30−20） ×20 ＝ 1700cc

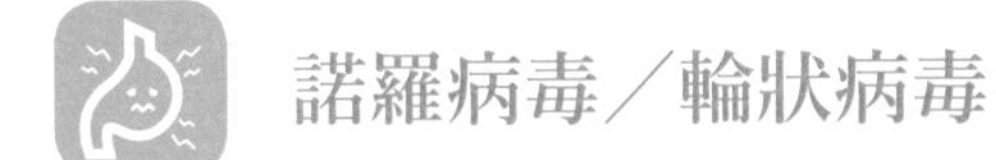

諾羅病毒／輪狀病毒

諾羅病毒與輪狀病毒為常見易感染的病毒性腸炎，常伴隨症狀有噁心、腹痛、腹瀉等，而諾羅病毒感染與輪狀病毒感染症狀極為相似，較大的差別是諾羅病毒成人、老人、小孩都會被傳染，而輪狀病毒好發在小孩身上。

但此兩種病毒目前都沒有特效藥，只能以支持療法處理症狀，因此要預防脫水、增加免疫力，一定要用肥皂洗手，因酒精無法殺死它們，芳療來說能淨化空氣、按摩腹部舒緩腹脹及腹瀉，或將精油加入無香沐浴乳沐浴，但不建議泡澡，因我曾有慘痛經驗，小孩無法忍住腹瀉，在泡澡時就失禁了。

- 定義：由諾羅病毒或輪狀病毒，引起的病毒性腸炎。
- 症狀：噁心、嚴重嘔吐，合併腹瀉、腹痛、頭痛、發燒等症狀。
- 芳療護理處置

適用精油	沉香醇百里香、澳洲尤加利、茶樹、薰衣草、羅馬洋甘菊。
適用純露	沉香醇百里香純露、薰衣草純露、羅馬洋甘菊純露。
適用基底油	荷荷芭油、椰子油。
使用方式	薰香、按摩、沐浴。
處置方式	✲ 按照醫師指示給予止瀉劑。 ✲ 補充電解質（兒童專用電解質補充液）。 ✲ 調好按摩油後，於背部按摩，舒緩情緒。 ✲ 室內薰香淨化空氣舒緩情緒。 ✲ 將精油加入無香沐浴露中沐浴。
貼心小叮嚀	✲ 應避免飲用成人運動飲料，因電解質濃度太高會造成孩子腎臟負擔。 ✲ 如孩子拒絕被按摩，可將按摩油塗抹於腹部輕輕按摩至吸收即可。 ✲ 注意臀部皮膚避免破皮。【註：詳細請參考 P.89 尿布疹。】

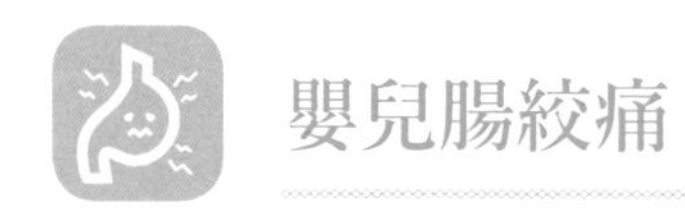

嬰兒腸絞痛

嬰兒腸絞痛不是一種病，可能是寶寶出生後喝配方奶，對於牛奶蛋白過敏或是乳糖不耐而引起，這是腸胃適應的過渡期。所以當寶寶哭鬧的時候千萬不要哭就不停灌奶，會導致喝奶過量而脹氣，因此以適當的奶量為宜，避免餵不夠或過度，而造成吞入大量空氣；也忌餵太快，所以喝奶一段時間，就要停一下拍嗝，以利排氣。

父母也可以搭配按摩油適度順時鐘輕按摩肚子或抱起走動，輕柔搖晃，孩子有時可被安撫。有些寶寶屬於高需求寶寶，體質及情緒比較敏感，常需要人抱抱，這種敏感的特質，甚至到長大都還會存在。

有文獻指出有產後憂鬱症的媽媽，的確會造成小朋友情緒問題，但是跟腸絞痛，沒有一定的對應關係，因此有些孩子哭鬧不停有可能是大人的情緒影響到孩子，所以不能都說哭鬧不停就是腸絞痛。

- 定義：兒科醫師將嬰兒腸絞痛定義為，營養足夠的健康嬰兒，每天哭鬧超過三小時、每週至少三天以上、哭鬧持續超過三週，而發作超過三週的，有可能就是腸絞痛。
- 症狀：不明原因頻繁哭鬧、睡眠不安穩、大便用力、經常吐奶且排氣多、腹痛、腹部摸起來硬硬的；寶寶會將腿拉至肚子的方向或是雙手握拳。
- 芳療護理處置

適用精油	薰衣草、甜橙、葡萄柚、甜馬鬱蘭、羅馬洋甘菊、佛手柑。
適用基底油	荷荷芭油、椰子油。
使用方式	薰香、按摩、濕敷。
處置方式	* 將嬰兒抱在肩上輕柔的拍或搖，或放在嬰兒車裡推，或到外面散步。 * 按摩油調好後，可進行腹部順時針按摩。 * 在毛巾上加入溫水及純露，在腹部進行濕敷5～10分鐘。

貼心小叮嚀	✲ 如上述方法，仍不能使嬰兒停止哭，或發現嬰兒有其他現象，例如：嘔吐、腹瀉、糞便異常，應立刻就醫。 ✲ 如用奶瓶餵奶，應檢查奶頭孔是否太小，並注意手持奶瓶的姿勢是否正確，以免吸入太多氣體。 ✲ 父母保持良好心情，可藉由薰香使父母及寶寶都有快樂的情緒。

手足口病（腸病毒）

手足口病是由病毒引起，這是父母或是學校會聞之色變的傳染病，因為之前有研究發現，母乳中的乳鐵蛋白能用來「預防」腸病毒 71 型，所以我堅持哺餵母乳也是因為能預防腸病毒。而後來我發現，我兩個小孩即使不小心感染了，症狀也非常輕微，很快就會痊癒，而且感染到的機會也不及同年齡來得頻繁，再加上芳療的使用，不但能預防，又能有效處理症狀，因為腸病毒用酒精殺不死，所以用肥皂勤洗手才是預防的王道。

✲ 產生原因：腸病毒其實是十多種病毒的總稱，而手足口病常由 A 型克沙奇病毒及腸病毒 71 型引起。

✲ 傳染途徑：為糞口傳染、飛沫傳染及接觸傳染。

✲ 症狀：

01 發燒、口腔內兩側，或是舌頭有小水泡或潰瘍。

02 手足及臀部皮膚可能會有小水泡、吞嚥困難。

✲ 芳療護理處置

適用精油	沉香醇百里香、薰衣草、茶樹、羅馬洋甘菊、澳洲尤加利。
適用純露	沉香醇百里香純露、薰衣草純露、羅馬洋甘菊純露。
適用基底油	荷荷芭油、椰子油、橄欖油。
使用方式	薰香、沐浴、泡澡、塗抹、噴霧。
處置方式	✲ 按摩油調好後，塗抹於有小水泡的地方，可消腫、舒緩不適。 ✲ 用純露做成噴霧，噴在有水泡處，鎮靜皮膚。 ✲ 橄欖油及椰子油（可食用的）可以少許塗抹在口中修復黏膜。
貼心小叮嚀	✲ 發病期間會非常不舒服及不安，影響睡眠，建議可以薰香，舒緩情緒。 ✲ 可吃冰淇淋補充熱量及止痛。 ✲ 可加入精油或純露泡澡。

呼吸系統常見問題

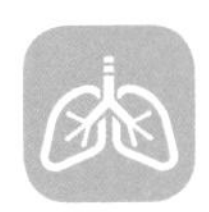

過敏性鼻炎

孩子鼻子過敏是父母最傷腦筋的，因為很難斷根，平時不處理不會怎樣，但是長時間下來孩子會有黑眼圈，並會影響學習，因鼻塞會造成腦部供氧量減少、內臟含氧量減少、影響視力、疲勞感重等。過敏兒現在越來越多，除了環境維持清潔外（適度即可不要過度），曬太陽、運動也是不可或缺的調理方法，另外飲食也是非常重要的！

我自己本身就是過敏性鼻炎患者，有一次去觀光景點，看到賣花粉，據說花粉女生吃了可以養顏美容，當然我就馬上買！回家吃了一小段時間後，發現我的鼻子過敏越來越嚴重，合併氣喘也跟著發作，後來看醫生時，醫生問我最近的飲食狀況，我才回想起來我吃了花粉，醫生就取笑我自己是護理人員，難道不知道吃花粉會引起過敏嗎？我才想起有種過敏稱為花粉熱，所以好東西也不是每個人的體質都適合，因此要注意不要吃到過敏原食物喔！

- 定義：過敏性鼻炎是一種對空氣中過敏原的反應。
- 類別：依過敏原不同，鼻炎的種類可分為季節性鼻炎、經年性的過敏性鼻炎等。
- 症狀：
  - ⓪① **季節性過敏性鼻炎**：陣發性噴嚏、大量水樣鼻涕、鼻及眼搔癢、紅腫的眼瞼及結膜。
  - ⓪② **經年性的過敏性鼻炎**：慢性鼻塞，結膜紅腫較少見。

✲ 芳療護理處置

適用精油	薰衣草、澳洲尤加利、羅馬洋甘菊、大西洋雪松。
適用純露	薰衣草純露、羅馬洋甘菊純露。
適用基底油	荷荷芭油。
使用方式	薰香、按摩、塗抹。
處置方式	✲ 拿一個杯子或是一個碗，裝八分滿熱水後，將精油滴一滴，或是加入 5 ～ 10ml 的純露進行蒸氣薰香，透過蒸氣嗅吸，舒緩鼻部不適。【註：精油選取可將上述四種精油 1：1：1：1 混合後放入避光精油瓶，之後需要的時候就滴一滴出來即可。】 ✲ 調好按摩油後，可按摩在鼻子部位、迎香穴等位置，也可按摩胸部。 ✲ 調好的按摩油可以塗抹於臉部，並進行輕輕按摩至吸收，讓香氣能夠暢通呼吸道。

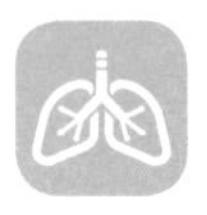

感冒症狀處理（包含流感及一般感冒）

感冒是呼吸道感染的總稱，而呼吸道分為上呼吸道及下呼吸道，一般來說我們的感冒大多是在上呼吸道的感染，所以會有鼻塞、流鼻水、咳嗽等症狀，如果是下呼吸道感染，就會演變成支氣管炎、肺炎等，感染的部位越深層，修護的時間自然越長。

如果感染到的病毒不是一般感冒病毒而是流感病毒，就會伴隨著發燒、骨頭痛等狀況，而感冒也沒有特效藥，因此也只能做支持性症狀處理。小朋友感冒是很常見的，平時提升免疫力才是最好的做法，而感冒避免全家傳染，因此空氣淨化也是非常重要的。

- 產生原因：呼吸道因病毒感染所引起的急性症狀。
- 傳染途徑：飛沫傳染最為常見，通常有 1 ～ 3 天的潛伏期，病程約為 7 ～ 10 天。
- 症狀：一般感冒會有流鼻水、鼻塞、喉嚨痛、咳嗽、有痰的症狀，流感會伴有發燒、骨頭痛等。
- 芳療護理處置

適用精油	沉香醇百里香、澳洲尤加利、茶樹、乳香（化痰）、大西洋雪松。
適用純露	薰衣草純露、沉香醇百里香純露。
適用基底油	荷荷芭油。
使用方式	薰香、沐浴、泡澡、塗抹、按摩。
處置方式	＊室內薰香預防交互傳染。 ＊沒發燒或是燒不超過 38 度的時候可以加精油或是純露泡澡降溫。【註：詳細請參考 P.108 發燒。】 ＊咳嗽或是疼痛可以將調好的按摩油於胸口、鼻竇、背部塗抹，並輕輕按摩至吸收。 ＊若孩童感冒或咳嗽痰多時，可以將洗手台注滿熱水，將精油滴 3 ～ 5 滴在注滿熱水的洗手台，並將門窗關起，讓孩童在沐浴時，使用直接散發出的蒸氣薰香，請注意不要讓孩子太靠近洗手台避免燙傷，沐浴完畢後穿上衣物，可為孩子進行拍痰幫助痰液排出。

發燒

發燒是一種症狀，其成因有很多，感染、感冒、麻疹、水痘、玫瑰疹或是自體免疫疾病等，都會造成發燒，因此孩子發燒需要找出發燒的原因。另外一種發燒是因為穿太多，老一輩常說小孩子沒有六月天，所以即使再熱也包得緊緊的，有一次我一位朋友的婆婆把小孩包成粽子樣，即使再熱還是包得密不通風，後來孩子發燒掛急診，到急診室把衣服脫掉幾件就降溫了。

另外現在還有一種冷叫做媽媽覺得冷，也是要小孩穿很多衣服，但大人跟小孩的溫覺不太一樣，小孩體溫較高也較不易散熱，因此只要讓孩子保暖即可，不要讓他過熱。而發燒泡澡也需要看情況，若孩子四肢冰冷身體熱，這時候千萬不要泡澡，因此時還在往上燒，若泡澡、沖澡把溫度帶走，身體會覺得體溫不夠，而用發抖等方式再將體溫拉高。

泡澡最好的時機是手腳跟身體一樣熱的時候，當發燒還沒超過 38 度，此時泡澡效果是最好的。

- 定義：體內溫度 ≥38° C（額溫 ≥ 37.5° C，耳溫 ≥ 38° C，肛溫 ≥ 38° C）。
- 症狀：體溫高、畏寒或盜汗、食慾減少、精神活動力不佳、易哭鬧。
- 芳療護理處置

適用精油	薰衣草、澳洲尤加利、茶樹、羅馬洋甘菊。
適用純露	薰衣草純露、羅馬洋甘菊純露。
適用基底油	荷荷芭油。
使用方式	薰香、塗抹、濕敷。
處置方式	* 薰香可以幫助孩子放鬆入眠，減少哭鬧。 * 調好的按摩油可以替孩子按摩脊椎兩側，臉部、手部塗抹後輕輕按摩至吸收即可。 * 使用毛巾，加入溫水及純露，在額頭進行濕敷 5 ～ 10 分鐘，或擦拭全身。

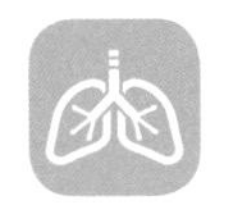

咳嗽

咳嗽不是一種疾病，而是一種症狀，如果有異物入侵，或是氣喘、支氣管炎、感冒、痰多、過敏等都會造成咳嗽的發生，因此要判斷為何咳嗽才能對症下藥，但孩子咳嗽，最常見是在感冒的時候，通常還會有呼嚕呼嚕的痰聲，半夜也會影響孩子的睡眠。而處理咳嗽喝溫開水是很重要的，另外做蒸氣吸入或是購買抽痰機抽痰也是一種方式。

我記得我兒子小時候只要一感冒，我就會在浴室放蒸氣（洗手台放熱水，並滴入精油），讓他在他的小浴缸裡面薰香，然後要求他邊泡澡邊唱歌，因為唱歌的時候會大量吸入蒸氣，讓痰更容易咳出，沐浴後還要幫孩子拍背，痰咳出來後，通常就不會再咳嗽了，但上述的是感冒的時候，如果是其他原因引起的咳嗽，那就要就醫治療。

- 定義：當咽喉及氣管，受到感染或刺激時，身體將呼吸道的黏液或異物排出體外時的動作，稱之咳嗽。
- 類別：三週以內稱為急性咳嗽，通常與感冒有關；三週以上為慢性咳嗽，則需要就醫釐清病因。
- 症狀：

  01 乾咳或咳嗽有痰，經常伴有其他感冒症狀。

  02 小孩有時會因咳嗽太過用力而造成嘔吐。

- 芳療護理處置

適用精油	薰衣草、羅馬洋甘菊、乳香、澳洲尤加利、甜橙、大西洋雪松、沉香醇百里香。
適用純露	薰衣草純露、永久花純露、羅馬洋甘菊純露、沉香醇百里香純露。
適用基底油	荷荷芭油。
使用方式	薰香、按摩、沐浴、泡澡、塗抹。

處置方式	* 室內薰香可安撫情緒。 * 若孩童感冒或咳嗽痰多時，可以將洗手台注滿熱水，將精油滴 3 ～ 5 滴在注滿熱水的洗手台，並將門窗關起，讓孩童在沐浴時，直接使用散發出的蒸氣薰香，請注意不要讓孩子太靠近洗手台避免燙傷，沐浴完畢後穿上衣物，可為孩子進行拍痰幫助痰液排出。 * 調好按摩油後可在孩子的胸部及背部進行按摩，全天都可執行不限次數。 * 調好的按摩油可塗抹於頸部，舒緩咳嗽時的肌肉緊繃。

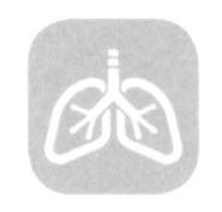

頭痛

頭痛是一種症狀，但是太小的小孩不會知道怎樣表達頭痛，可能就是不停的哭，一直摸著頭，我記得我兒子第一次表達頭痛是他跟我說，為什麼頭裡面有很多人在跳舞？那時我才明白，原來表達疼痛對孩子來說也是需要學習的，後來我就教他，這種感覺就是頭痛，如果肚子也覺得有人在跳舞，那就是肚子痛，頭痛對孩子而言是種不愉快的感受，我們要協助他們找到頭痛的原因，而此時給孩子安慰與安撫是最重要的。

頭痛發生的原因有很多，因此要找到孩子頭痛的原因，才能找到對症下藥的方式，例如：疲勞、牙痛、腹痛、感冒、壓力等，都有可能會引起頭痛的發生，若還有伴隨畏光、關節痠痛、嘔吐、暈眩等症狀，就得立刻就醫，因為有可能是腦膜炎或是頭部受傷的症狀。

* 定義：於頭部或頸部以上位置發生的局部性的疼痛，可能是緩慢或突發、悶痛或刺痛、短暫或數天發作。

* 類別：頭痛分為原發性頭痛和次發性頭痛。
  01 **原發性頭痛**：頭痛發生的原因與其他疾病無關，例如：偏頭痛、緊張型頭痛等。
  02 **次發性頭痛**：因其他疾病所導致的頭痛，例如：腦瘤、牙齒或耳朵問題等。
* 症狀：疲倦、難以專注、對光線和噪音敏感、視線模糊、出現黑點、噁心、嘔吐、腹痛、膚色蒼白、哭鬧不停等。
* 芳療護理處置

適用精油	薰衣草、羅馬洋甘菊、苦橙葉、澳洲尤加利、甜橙、甜馬鬱蘭。
適用純露	永久花純露、薰衣草純露。
適用基底油	荷荷芭油。
使用方式	薰香、按摩、塗抹。
處置方式	* 薰香可舒緩情緒、緩解疼痛。 * 將調好的按摩油按摩於孩子的背部、頸部及太陽穴等部位，並要避免眼睛部位。

成長過程常見問題

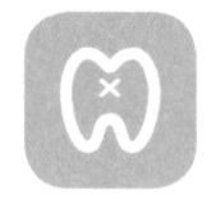

撞傷

我們一堆媽媽在聊天時，常常發現兒子都會有一個特徵，前面有洞走路走一走還是會跌下去，或是明明前面有牆，走一走還是會撞下去。倒不是說女生不會，但我們發現男孩的確是比較容易撞傷，騎腳踏車也會撞，玩球也撞。尤其我們家弟弟，我也不明白明明有東西在前方他還是會硬撞上去，所以我已經學會怎樣活血化瘀加上消腫，有一種無敵厲害的精油叫做永久花，化瘀效果沒話說，但就是有點昂貴，所以如果有純露也是非常好的化瘀聖品。

- 產生原因：因碰撞產生的皮膚組織損傷、瘀傷。
- 症狀：皮膚呈現黑紫瘀青或紅腫的狀況，通常伴隨局部疼痛感。
- 芳療護理處置

適用精油	薰衣草、羅馬洋甘菊。
適用純露	永久花純露、薰衣草純露。
適用基底油	荷荷芭油、橄欖油、椰子油、苦茶油、黑芝麻油。
使用方式	塗抹、濕敷。
處置方式	✲ 將調好的按摩油塗抹於紅腫或是瘀青部位，切勿大力按摩，只要輕輕按摩至吸收即可。 ✲ 可用純露濕敷在患部。

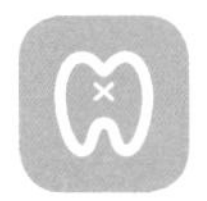

成長痛

成長痛我自己從小就有痛過，到現在我仍舊記得那種感覺，是一種骨頭的抽痛感，我記得我小時候一發作，就會痛哭，因為那種痛真的是很難忍，當時我的父母也不知道怎麼幫助我，就幫我塗抹虎標萬金油，那種涼的感覺鑽到骨頭裡，緩解了我的疼痛感，因此我記憶中對於成長痛的經驗，是一種學會止痛的過程。而現在我也可以用芳療處理這樣的問題，熱敷、按摩都是很好的處理方式，但建議萬一發作的時候還是尋求醫師確診較為安全。

* 定義：發生在兒童及青少年成長時期，身體產生不明的疼痛，透過做各種檢查但結果皆顯示身體功能正常，因無法有明確的鑑別診斷，故稱之為成長痛。
* 症狀：

01 90%痛發生於下午、晚上，大多在兩側下肢，對支撐體重的大腿前側肌肉、膝蓋，以及小腿後側肌肉特別偏好。

02 經常在晨起時有跛行現象，痛時很難受，卻不合併發燒，局部也沒有紅腫熱等症狀，平均每一次疼痛時間不會超過兩小時。

* 芳療護理處置

適用精油	薰衣草、羅馬洋甘菊、甜馬鬱蘭、甜橙、乳香、澳洲尤加利。
適用純露	永久花純露。
適用基底油	荷荷芭油。
使用方式	按摩、濕敷（熱敷）。
處置方式	* 在毛巾上加入溫水及純露，在腹部進行濕敷5～10分鐘。 * 調好的按摩油可於疼痛處按摩。

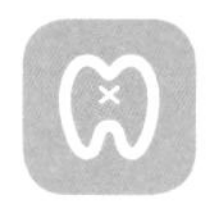

傷口處理（輕微症狀的割傷及擦傷）

通常傷口就是皮膚有破損，或是流血，小孩最可愛的就是看到自己皮膚破皮就好像要叫救護車一樣的嚴重，我兒子小時候有一次自己在撕手指上的皮，後來流了一點血，就要我們大人幫忙叫救護車，小孩很多時候都會莫名的弄到一些小傷口，當父母的第一個反應是，一定不可以留疤！不然就是貼布快貼起來預防感染，所以傷口處理的第一步，清潔很重要。

通常我們都會使用生理食鹽水（最好是買拋棄式的，一次沒用完就丟，避免滋生細菌）及棉棒將傷口先潔淨後再塗抹藥膏，也可以找各式不同的敷料，例如：人工皮或是紗布、防水貼布等。若出血量較多請記得就醫，若是被生鏽的釘子或是動物咬傷，請記得到醫院打破傷風。

- 產生原因：皮膚因外力，例如：擦傷、割傷、蚊蟲叮咬等，所產生的皮膚組織破損。
- 症狀：破皮、出血、皮膚組織呈現紅腫熱痛等發炎反應。
- 芳療護理處置

適用精油	薰衣草、沉香醇百里香、茶樹、澳洲尤加利。
適用純露	薰衣草純露、沉香醇百里香純露。
適用基底油	荷荷芭油、橄欖油。
使用方式	塗抹、噴霧。
處置方式	＊清潔：可將一滴薰衣草＋一滴茶樹加入 50ml 的生理食鹽水中清洗傷口。 ＊調好按摩油後塗抹在傷口上，再以紗布覆蓋。 ＊較小傷口可用純露做成噴霧噴在傷口上，幫助較小傷口修復。

玫瑰疹

如果是新手媽媽，發現寶寶突然發高燒到 39 ～ 40 度左右，但精力仍然旺盛，也沒有感冒症狀，食慾也正常，還會玩還會笑，且有輕微拉肚子時，因為經歷了兩個兒子的經驗，所以只要發燒還能玩耍，加上是兩歲以下的小孩，那麼這我很有經驗，通常就是玫瑰疹（當然要先去看醫生）。

玫瑰疹會反覆燒個五天左右，等疹子發出來，燒也就退了，而這疹子也不痛不癢的，所以只要在寶寶生病的過程中幫他補充足夠的水分，保持愉快的心情，通常都不需要太過緊張。

- 定義：最常發生在 6 個月～ 2 歲的寶寶身上，是一種由病毒傳染的疾病。
- 症狀：
  01 特徵是經過 4 ～ 5 天的高燒（通常會 39 ～ 40 度），待疹子發出後就會退燒，身體長出不癢、不痛的紅疹。
  02 有時會有輕微的腹瀉，發燒結束後，包含頸部、臉部、肚子、手臂和腿部等，會開始出現扁平的紅疹。
- 芳療護理處置

適用精油	薰衣草、苦橙葉、甜橙、葡萄柚、佛手柑。
適用純露	薰衣草純露、羅馬洋甘菊純露。
使用方式	薰香、沐浴、泡澡、濕敷。【註：詳細請參考 P.108 發燒處理方式。】
處置方式	* 疹子發出後，用精油或純露泡澡。 * 純露濕敷疹子。 * 薰香幫助孩子舒緩情緒。

長牙不適

寶寶開始長牙時會有不停的流口水、想要咬東西、想把手往嘴裡塞、情緒較煩躁、牙齦癢、發燒、腹瀉等症狀，長牙時發燒的機會比較多，但不是絕對。長牙本身不會造成任何發燒現象，長牙時出現的發燒，主要是因在長牙階段牙齦會癢，較喜歡咬東西，當咬到不潔的東西就可能會造成喉嚨或腸胃道的感染，而發燒或拉肚子，並不是因長牙齒本身造成的。

當寶寶開始長牙或只是一開始在冒牙，都需要幫寶寶做好口腔衛生，刷牙時不是等到牙全補長齊才開始刷，現在市面上有賣一種矽膠材質的「指套乳牙刷」，可以套在爸媽的手指上，不但可以幫寶寶清潔口腔，也可以輕輕地幫寶寶按摩，同時也可以摸看看哪些牙齒已經開始在冒牙準備長出來。

以前我會拿紗布巾套在手上幫寶寶做牙齦按摩及清潔口腔，這也是一種方式，但要是寶寶哪天「奇檬子」不好的時候，狠狠地咬下去，就會知道那種記憶猶新的痛楚了。

- 產生原因：當牙齒準備要突破牙肉長出來時，牙齒周圍會分泌激素和荷爾蒙，導致局部的暫時性發炎反應，使牙齦對外界的刺激較敏感，因而出現紅腫、牙齦癢的情形。
- 症狀：

  01 寶寶容易出現哭鬧不安、不好入睡或睡不安穩，喜歡啃咬東西、食慾變差等症狀。

  02 因流較多口水，所以會導致嘴巴四周長疹子。

✲ 芳療護理處置

適用精油	薰衣草、羅馬洋甘菊、苦橙葉、澳洲尤加利。
適用純露	薰衣草純露、羅馬洋甘菊、永久花純露。
適用基底油	椰子油、苦茶油、橄欖油、黑芝麻油。
使用方式	薰香、按摩、塗抹、濕敷。
處置方式	✲ 注意口腔清潔，以飲用水清潔。 ✲ 保護嘴角皮膚，以少許基底油塗抹或純露濕敷。 ✲ 調好按摩油可作為臉部牙齦按摩（牙齦按摩是需要隔著臉部的肉，不是直接按牙齦），或背部按摩，舒緩情緒。 ✲ 薰香可舒緩情緒，幫助睡眠。

情緒及常見問題

此章節介紹芳香療法運用在情緒上的方式，有別於前幾章多針對在生理上的處理方式。因為情緒與氣味的關聯性與記憶有著密不可分的關係，每個人對氣味的記憶不相同，就會有不同的效果，例如：有些人可能不喜歡薰衣草的味道，如果硬是幫他薰香，可能會有反效果，因此不論是在幫孩子或是大人執行情緒問題的芳香療法時，在意對方對氣味的感受是最重要的。

孩子不是年紀小就不會有壓力，孩子也有著自己的壓力，所以關心孩子、幫孩子紓壓也是非常重要的親子互動，孩子因為年紀小而無法決定環境及生活方式，因此大人為孩子做選擇的時候也要尊重孩子的意願，孩子通常不會用言語表達，但他們會透過某些令人不解的行為或是身體的症狀來告訴父母他們的情緒。

集中注意力

現在有許多孩子被診斷為注意力缺乏症（ADD），但要如何確認孩子真的是注意力缺乏呢？孩子沒耐性是正常的，不可能要求孩子做同一件事，但卻像大人一樣維持很久；或是孩子覺得無聊的事情，大人其實也容易無法集中注意力，更別說孩子，所以不要把要求放在小孩身上。

十多年前我有過一個個案，她說她的小孩非常過動，常常無法集中注意力，後來帶去給醫師檢查，醫師在跟媽媽的說話過程中大概有將近半小時，小孩很乖巧的坐在遊戲區裡面玩耍，後來醫師對媽媽說：「這孩子在這裡半小時了，不吵不鬧，這樣一點也沒有注意力不集中的問題，或許只是孩子對眼前的事情沒興趣」。

後來這位小朋友檢查出來並無注意力缺乏症，反而是大腦內有舊腦傷，深入檢查才發現這位小朋友因24小時在保母家曾經被虐，頭部曾經受過傷，而導致孩子有些發展緩慢及注意力不集中的情況，後來接受治療也就恢復正常學習，當時因為我建議這位母親給孩子更多的觸覺刺激、給他安全感，同時也給孩子薰香，透過氣味幫助孩子穩定情緒，而這位母親也配合天天為孩子按摩，漸漸地幫助孩子走向康復，有時只是大人想要快點做自己的事，而忽略了好好與孩子對話，陪伴孩子時，除了人到，還有最重要的是心要到。

- 定義：持續專注於工作或遊戲活動、能遵循指示完成任務，並能組織規劃工作或活動，不易受外在刺激影響而分心。
- 芳療護理處置

適用精油	薰衣草、佛手柑、甜馬鬱蘭、葡萄柚、大西洋雪松、苦橙葉（選孩子喜歡的）。
適用純露	玫瑰純露、薰衣草純露（選孩子喜歡的）。
適用基底油	荷荷芭油。
使用方式	薰香、按摩、泡澡。
貼心小叮嚀	* 在居家環境中薰香，幫助孩子穩定情緒，幫助睡眠。 * 調好的按摩油，在背部及孩子的臀部、大腿部位按摩，更能穩定孩子的情緒幫助專注。 * 泡澡可幫助孩子鎮靜、舒緩與安慰。

安撫情緒

小孩的情緒是最直接的，不像大人會掩飾，開心就大笑，不開心就大哭，但孩子在遇見不順他意的時候通常情緒都會大崩潰，我相信我們多少在大賣場都有看過小孩想買這個，然後父母不給買，就在原地大吼大叫了起來，此時的父母不是狠狠揍一頓，就是一走了之，然後孩子邊追邊哭，其實這些場景或許都是可以避免的。

我覺得這需要從嬰兒時期開始，孩子的情緒其實是父母最好的投射，父母自己每天情緒不穩定，反而要求孩子情緒穩定是不可能的事情，因為情緒是一種能量，是會互相感染的，因此要安撫孩子的情緒，父母就要先安撫自己的情緒，而且平時就要讓孩子有表達的機會。

我的孩子從小在餐廳就會坐在椅子上等用餐完後，才會下椅子，因為當他還在吃副食品的時候，就已經為他準備好娃娃的用餐椅，從小養成他吃飯就是要坐在椅子上的習慣，久而久之習慣養成自然就知道怎麼做，到百貨公司買東西，先跟他說好今天的預算，要是超過了就沒了，如果哭鬧下次的預算就沒收，以前都以為孩子聽不懂，後來發現他們都很清楚，不外乎是要把規則講清楚，當信息不明確，而孩子還沒有判斷力時，他也會不知道該如何是好。

因此就用他們知道的情緒方式解決問題，當然每個孩子的氣質或許不同，但在家中運用薰香讓大家都保有好情緒是必要的，而觸覺的滿足也能安撫孩子的情緒，因此多擁抱與按摩接觸是非常好用的方法，或許有些孩子觸覺較為敏感，但這就不再此方法內，而是要用專業特殊的方式協助孩子。

- 定義：情緒狀態顯示我們特定的需求是否被滿足。
- 影響：未被滿足的情緒可能呈現憤怒、哀傷、焦慮等；被滿足的情緒則呈現快樂、安定、喜悅等樣貌。

✽ 芳療護理處置

適用精油	薰衣草、苦橙葉、甜橙、佛手柑、葡萄柚、乳香、羅馬洋甘菊（選孩子喜歡的）。
適用純露	玫瑰純露。
適用基底油	荷荷芭油。
使用方式	薰香、按摩。
貼心小叮嚀	✽ 空間環境薰香。 ✽ 按摩背部、額頭、臀部、大腿。

增加自信

孩子的自信來自於父母的態度，記得有一次兒子要巡迴朗讀，學校要求家長要寫意見，於是身為父母就認真的督促，寫了一連串的意見，結果兒子悠悠的說：「意見一定都只能是缺點嗎？難道就不能多說我的優點嗎？」當下我自己也受到當頭棒喝，是啊！我們總覺得做對是應該，做錯就活該，但是孩子在學習的過程，給他們多一點的鼓勵又何妨？意見一定要是缺點嗎？這是孩子給我的提醒！讓孩子勇敢說出自己的見解與表達，來自於平時對孩子的信任，我們常會覺得大人說的才是對的，孩子頂什麼嘴？幾次之後，孩子一定不會想說出他的真實感受，日子久了漸漸的自信也沒了。

還記得當初幼稚園的我們自己嗎？充滿夢想與期待，希望自己能夠達到心目中的那種人，但因為大人一次一次的打擊我們之後，我們就開始對自己產生疑惑然後就放棄夢想了；或是在重男輕女的家庭裡，男生都擁有優勢，女孩就比較劣勢（常被說女生不需要太能幹之類的），於是漸漸的女生對自己也越來越沒有信心。

所以要增加孩子的自信，父母的態度才是關鍵，香味只是一種工具，我會在我讚美兒子的時候給他們不同的香味，例如：今天他們在外面表現很好，回家泡澡的時候我就會給他們佛手柑泡澡，然後他們會邊聞到香味邊聽到我說：「你們今天表現非常好，大家都說你們是好寶寶，之後要繼續保持，這樣我們就可以常常一起出去玩。」之後孩子只要聞到佛手柑，他們就會與記憶瞬間連結，那就是記憶中被讚美的味道，當他們聞到這個味道時，無形中就會幫他們增加信心，當然爸媽們都可以設定自己與寶貝間的「讚美香」。

- 定義：自信心是一種認為自己有能力或採用某種有效手段完成某項任務、解決某個問題的信念。
- 影響：有自信的人會有以下特質，幸福、堅定、勇敢、激勵他人、不易被左右。
- 芳療護理處置

適用精油	薰衣草、苦橙葉、甜橙、佛手柑、葡萄柚、乳香、羅馬洋甘菊（選孩子喜歡的）。
適用純露	玫瑰純露。
適用基底油	荷荷芭油。
使用方式	薰香、按摩。
貼心小叮嚀	＊選擇父母與孩子之間的讚美香，選定後可以在不同的情境下薰不同的香氣，例如：要寶寶乖乖吃飯的時候就薰吃飯的讚美香，要寶寶好好學習的時候就薰寶寶情緒穩定的讚美香。 ＊觸覺可以幫助孩子建立親密關係與自信，因此幫嬰兒全身按摩可以幫助孩子提升自信，其按摩油的調法，也可以選用讚美香。

增加安全感

孩子的安全感來自於建立與寶寶的依附關係，依附關係簡單的說就是照顧者能理解寶寶的需求，並且也正確回應他的需求。

在我諮詢的個案裡，較多是成人與我分享他的不安全感，而從他們年幼的經驗來說，的確是依附關係沒有被滿足的生命經驗，依附關係以前我們在修心理學時，可以上好一段時間，也不是這麼簡單就說得清楚，但是否被正確滿足就是重點，舉例來說，以前老一輩都說孩子不要一哭就抱，否則會被抱習慣，但後來研究發現，孩子哭了去抱他、滿足他，長大後就會比較有安全感，關於這點我自己也是孩子哭馬上抱的那種媽媽，我發現小孩長大後的確沒有什麼缺乏安全感的狀況。

另外還有餵母乳這件事，當初有兩派說法，一是餓了再給孩子吃；二是孩子哭了就給他吃，而餵母乳很難定時定量，因為我都沒把握我自己的母奶每次都有一樣的量供給寶寶，所以我就採取哭了就給他吃，後來某一次我才看到研究，說那個餓了就給他吃的寶寶長大後比較容易冒險，因為他知道努力會有好結果；至於另一個時間到才給他吃的寶寶，長大後比較悲觀，覺得努力也不一定有用，就比較不容易冒險。

仗著這兩件事，我可以理解，安全感來自於被父母的理解及滿足，所以給孩子安全感，不只是他哭了要滿足，還要在他還沒哭之前，就要知道孩子需要抱抱及愛的撫觸，因此按摩就非常的適合。

- 定義：安全感是對可能出現的身體或心理的危險及風險的預感，以及個體在應對處事時的有力感或無力感，主要表現為「確定感和可控感」。
- 影響：
  01 「對人的基本信任」是 0 ～ 1 歲嬰幼兒時期最重要的發展任務，當孩子感受到愉快與滿足，就會產生最初的安全感，並對周圍的環境產生信任與期待。
  02 擁有安全感的孩子有穩定的情緒，願意主動探索環境，能建立良好的依附關係；反之則容易焦慮、失眠、膽怯、過度的控制。

✲ 芳療護理處置

適用精油	薰衣草、苦橙葉、甜橙、佛手柑、葡萄柚、乳香、羅馬洋甘菊、大西洋雪松（選孩子喜歡的）。
適用純露	荷荷芭油。
使用方式	薰香、按摩。
貼心小叮嚀	✲ 選擇全家都喜愛的香氣薰香（熟悉的香氣也能夠產生安全感）。 ✲ 調好按摩油後，可在孩子的背部、臀部、大腿、臉部、全身進行按摩。

紓壓

現在的孩子壓力其實比我們小時候更大，現在有許多孩子都有心理方面的問題需要尋求協助，而這些都是因為累積了許多無法處理的壓力與情緒造成的，但從小就沒有人教會我們該如何處理情緒，學理只是學理，要能真的執行才能算是有效的辦法。

通常考試壓力、情緒問題、父母過高的期待、同儕霸凌、學校競爭、家庭問題、事情無法掌控的無力感，都會是現在孩子的壓力來源，或許我們成人有時候也不知道如何紓壓，因此也無法教給孩子，但每個人的抗壓性都不一樣，所以紓壓也沒有所謂最好的方式，像我自己而言，追劇就是最好的紓壓，而要先認識自己是有壓力這件事格外重要。

許多人會崩潰是因為根本沒有覺察自己有壓力，等到某一天時間到了就爆炸了，所以要學會覺察自己有壓力這件事更為重要，當然也要教導孩子覺察自己的情緒，現在有很多的童書或是情緒卡，有教導許多的情緒語詞。

許多人因為不知道怎樣表達情緒，就哽住不表達，但從小就讓孩子學會表達情緒才是上上策，像我之前買過的情緒卡，裡面光是一個美好的情緒就分成：愉悅、快樂、喜悅、興奮、滿足……等，讓孩子更細緻的去感受自己的情緒，這也不失為一個好方式，所以紓壓不單只是給個香氣，重點是要先抒發壓力才是重點。

- 定義：壓力是一種個人的主觀感受，當個人的內、外在環境產生某種變化，且其程度超過個人能力與可用資源所能解決因應時，所表現出來的反應。
- 影響：
  01 適當的壓力會使人更具生命力，或在壓力之下激發潛能而表現更好。
  02 當壓力過大、持續過久或發生頻率過多時，則危害人體身心健康，故需要適當的抒解壓力。
  03 當承受過度的壓力時，身體上顯得疲倦、頭痛、失眠、惡夢、恍惚，情緒表現易怒、焦慮、悶悶不樂、孤獨，認知及心理上可能變得無法做決策、無法集中注意力、健忘等，進而影響人際關係、甚至頻頻發生意外。
- 芳療護理處置

適用精油	薰衣草、苦橙葉、甜橙、佛手柑、葡萄柚、乳香、羅馬洋甘菊、大西洋雪松（選孩子喜歡的）。
適用基底油	荷荷芭油。
使用方式	薰香、按摩。
貼心小叮嚀	* 選擇孩子喜愛的香氣薰香（熟悉的香氣也能夠產生安全感）。 * 調好按摩油後，可在孩子的背部、臀部、大腿、臉部、全身進行按摩。 * 傾聽孩子的情緒，可教導情緒形容詞。

舒眠

舒眠無非就是要孩子好好睡覺，尤其是新手父母每天都睡眠不足，孩子半夜哭父母更想哭，當媽媽後最想做的一件事就是睡到自然醒，當然在孩子還沒自己獨立前那是不太可能發生的事，更何況當初我們這種母奶寶寶，食物就在媽媽身上，心情好也要吸，餓也要吸，心情不好也要吸著當安撫奶嘴，再加上，我看著書上說，怎麼做能一覺到天亮，我就跟著做，後來我才發現那是一種童話。

漸漸地孩子大了，開始有個案也來諮詢同樣的問題，孩子不好睡怎辦？於是我分享了我血淋淋的經驗；甚至我也找過許多專家的理論，我發現結論只有一個，那就是：「好不好睡沒有標準方法，只有最適合你家的方法」，因為光居家環境每一家都不一樣，父母的情緒也不一樣，所以我只能分享成功的案例。

我覺得在睡前給孩子滿滿的安全感很重要，我自己摸索後發現，我兩個兒子只要聞到我身上的味道就非常容易入睡，或許這是母奶寶寶的特質，通常我睡覺的時候都需要高舉我的手，然後寶寶窩在我的胳肢窩底下睡，他們就可以睡得特別好，等他們長大一點，睡覺前我就去親親他們、抱抱他們，漸漸的他們滿足這種愛的感覺後就心甘情願去睡覺了。

後來我與幾個家長分享我的經驗，並再多加一個按摩，按摩背後也好、腳掌也好，孩子通常會很快入睡，養成習慣後孩子就會要求睡前的馬殺雞服務，按完他們也就自然地睡著了，而這按摩法是許多媽媽回饋給我最有效的方式，當然我們還可以做舒眠噴霧噴在枕頭上搭配按摩，爸媽們都可以試試看，祝福大家找到最適合你家的方法！

＊ 定義：擁有好的睡眠品質，起床後沒有疲累感。世界衛生組織定義好眠的 4 項指標，若符合以下越多項表示睡眠品質越好。

01 進入睡眠狀態的時間要小於 30 分鐘。

⑫ 半夜醒來超過 5 分鐘的次數不超過 1 次。

⑬ 睡到一半醒來，在 20 分鐘內可以再度入睡。

⑭ 躺在床上的時間，有超過 85%處於睡著狀態。

✲ 芳療護理處置

適用精油	薰衣草、苦橙葉、甜橙、佛手柑、葡萄柚、乳香、羅馬洋甘菊（選孩子喜歡的）。
適用基底油	荷荷芭油。
使用方式	薰香、按摩、噴霧。
貼心小叮嚀	✲ 選擇全家都喜愛的香氣薰香。 ✲ 調好按摩油後，可在孩子的背部、臀部、大腿、腳掌進行按摩。 ✲ 可製作舒眠噴霧噴在枕頭上。

認識植萃智能

最近常聽同學問，老師，妳的說法太抽象……，請問什麼是植萃智能師？植萃智能師能幫助我什麼？對我的生涯有幫助嗎？以下分別解答。

question 01 什麼是植萃智能師？

植萃智能師＝芳療師＋調香師＋香氛氣息調頻師。

- 芳療師：學習專業的精油、純露、基底油的知識，認識植物的特性，並運用於身心症狀的緩解。
- 調香師：除精油外，運用天然植物萃取的香氣，例如：竹子、蓮花、緬梔等自然界存在的植物，透過不同的萃取方式，取得香氣，再將香氣做技術性或直覺性的調和，創造有層次、愉悅的香氣。
- 香氛氣息調頻師：運用以上的知識及技巧，開啟人的感官醒覺力，並探索能量與氣息頻率的共振。

植萃智能師，也就是三種專業的總和，可取得美國 NAHA 國際芳療師認證、法國 IPF 天然香氛調香師國際認證、植萃智能師認證。

question 02 植萃智能師能幫助我什麼？

植萃智能師能協助達成下列三點。

① 學習自我的重整與覺察，有助於自我成長的提升。

② 透過香氛與調整頻率的技巧，有助於創造舒適的環境與人際互動。

③ 能緩解家人之間的衝突，改善人際關係。

question 03 什麼是植萃智能親子氣息調頻？

人與人之間的關係連結很微妙，有時候看一個人很熟悉、很喜歡；有時候這個人明明沒惹到你但就很不得你的緣，這種主觀的感受很難說清楚、道明白，但卻是人際關係中每天都在上演的戲碼，包括親子關係也是，明明都是自己的孩子，卻帶給父母不同的感受，在講求頻率與能量共振的年代，這就是最好的解釋，每個人都有與生俱來的能量磁場，我們有時會稱這是一種氣質，也就是一個人所散發出來的獨特氣息。

要有平衡的關係，就必須要讀懂彼此的頻率，頻寬越寬，越能感知對方。非常感謝很多讀者看完我寫的書（氣味情緒、香氣記憶）後，給我許多互動與回饋，並且會問我，如何透過香氛氣息洞悉自我、感知他人？如何從香氛氣息能量，覺察到自我的情緒及透過一抹氣味就能知道對方內心的癥結？

其實這過程並非一蹴可幾，從學芳療到調香，再到能量學，透過循序漸進的方式認識大自然賦予的禮物——香氛氣息與內心記憶的投射，並從學習的歷程加上我自己的人生經歷，統整出的一套系統——植萃智能，這套系統既不是要做芳療師也不是要做調香師，而是學習後能運用在事業、家庭、人際……，能好好的認識自己也認識別人！

孩子對於空間的氛圍是非常敏感的，氛圍就是磁場，就是能量頻率的共振，別以為很多事情我們沒有向孩子說孩子就不懂，其實他們是最能感受的，現實中很多案例，父母很多事情雖沒有跟孩子說，但孩子卻因為這些事件埋下陰影，或是出現身心疾病。我記得我剛創業時，壓力等級破表，但我也未曾說明，那時我就發現，我的大兒子開始咬指甲，咬到指甲只剩一小片，我才赫然發現，原來我的情緒是如此傳遞給孩子，後來我試著調整自己，漸漸的孩子也改掉了咬指甲的習慣。

這些自我調整的過程，其實就是透過「植萃智能」提升自我的頻率與能量，而當能量提升，自然就會轉化成力量，因此要解決孩子的問題，最有效的不是從孩子下手，而是從改變父母自己的能量頻率下手，有一句俗話：「要改善腳臭就要先治療鼻子。」而學習當父母，就要開始學習認識自己！

孩子生理常見問題

通常父母會開啟進入芳香療法的大門，是為了處理孩子的症狀，孩子身體的症狀通常是父母直接可看見的，但看醫生不會馬上好，而父母又想為孩子做點什麼，或是想要解決長期的問題。

但我必須說明，芳香療法不是萬靈丹，它可以幫助我們舒緩症狀，但不代表就可以不用看醫生，所以在使用時要抱持健康的心態，才能達到最大的效益。

似乎每個年代的孩子，都有那個年代流行的症狀，這些都跟生活習慣有很大的關係，隨著社會變遷，現在的孩子出現的症狀，不外乎是鼻子過敏、視力問題、專注力問題、皮膚過敏問題，因此除了處理生理問題，生活習慣及模式也是很重要的調理關鍵。

question 01　小孩的肥胖可以用芳香療法減肥嗎？

現在的孩童肥胖問題日益嚴重，而肥胖的成因大致分為兩類，第一類是單純性肥胖，當然跟飲食習慣有非常大的關係，例如：含糖飲料及零食的攝取量過多，同時運動量不多等；另一類是病態性肥胖，與染色體、基因、內分泌、中樞神經系統異常有關，因此需要找小兒科醫師評估。

須先弄清楚孩子肥胖原因後，才能對症下藥，例如：在芳療上對於增加代謝，會建議使用葡萄柚＋杜松＋薑（或黑胡椒），調成 1% 按摩油，早晚按摩肥胖部位，也可搭配控制飲食及食材的挑選與烹調，適當的運動也是非常重要的。

但要注意的是孩子的自尊問題，肥胖大多會對孩子的自尊帶來影響，可能會被取笑或是沒自信，所以孩子若已經肥胖，請別用激將法想要刺激孩子減肥，請用愛與耐性，避免孩子在成長道路留下心理陰影。

question 02 我小孩從小就有氣喘，吃很多類固醇，有沒有什麼方式可以保養，並避免發作？

現在氣喘小孩增加，每一次只要發作，父母的心就揪一下，氣喘兒平時的保養就很重要，使用芳香療法要注意，避免使用水氧機，增加空氣濕度，導致落塵；建議使用擴香儀，或是擴香石為宜，也要避免選到化學香精，因為化學香精不但會增加孩子發作的機會，也無法達到放鬆的效果。空間香氣會建議使用沈香醇百里香、羅馬洋甘菊、絲柏、甜馬鬱蘭、大西洋雪松、乳香，同時也建議按摩胸、後背部及呼吸練習。

question 03 近視可以使用芳香療法嗎？

3C 爆炸的時代，小孩近視屢見不鮮，而近視主要是眼部肌肉需要放鬆及增加血液循環，因此如果問我芳療能做什麼，我會建議以純露濕敷眼部，加上基底油按摩眼部四周及眼部休息，還有視力保健、眼球運動等，這些都可以減緩近視加深。

而精油使用我認為因為靠近眼部，在使用上怕精油誤入眼睛，建議以使用基底油為宜，目前也沒有什麼研究指出有特效精油對近視特別有幫助，所以按摩增加血液循環才是重點。

question 04 小孩蛀牙都半夜來襲，哭著牙痛，晚上看醫生不是，不看也不是，有什麼方式能做簡易處理，幫助止痛嗎？

小孩蛀牙的確是很傷腦筋的事，尤其是牙痛都發生在牙醫診所打烊後，讓父母更是無助，所以孩子平時的口腔衛生就要特別注意，尤其在進食後漱口或是喝白開水都是很重要的步驟，口腔保健很重要，這些我相信家長們都很清楚。

但萬一不小心發作了該怎麼處理？我建議可以用凝膠或按摩油為基底，使用薰衣草＋檸檬精油（也就是 30ml 的基底油或凝膠加入 2 滴薰衣草及 1 滴檸檬）按摩臉頰至吸收為止。若真的還是疼痛不已，那就得掛急診了，若有緩解，隔天也請帶他看牙醫治療，別因為不痛就不理會喔！

孩子情緒常見問題

情緒是現代人需要學習的課題，不論是情緒管理或是如何紓壓、如何教孩子認識情緒，這些不但考驗著父母，也考驗著親子關係。

在做諮詢的許多案例中，父母一直覺得孩子怎麼那麼壞、教不聽、動作慢吞吞，然後在家裡就開始大戰好幾回，小孩尖叫、媽媽想要打小孩、爸爸想要戴上耳機看電腦，其實這些情況都有解決的方式，只是因為彼此間缺少了解與同理。

每個人都有壓力，連孩子都有，我們要如何幫助孩子情緒管理？其實我們得先學會管理自己。

question 01 孩子怎麼罵怎麼打，軟硬兼施，就是沒把我的話聽進去，我常很生氣，該怎麼辦？

當父母問到這個問題，我常會開玩笑說，夫妻間一件事講了十年，也沒把對方的話聽進去，那該如何要求孩子要把父母的話立刻聽進去？有時候我們覺得是在和孩子溝通，但孩子接收到的是命令，我們小時候都當過孩子，我們知道是在被命令時，通常我們也會很叛逆，或者是左耳進右耳出、自動放空，在此我建議父母先放下對孩子的過度期待，而要試著站在孩子的角度看事情，畢竟他們只是孩子。

之前有朋友的孩子，上了高中回想：「我到現在都不知道，小時候做了什麼事情讓媽媽生氣？」，常常身為父母的我們覺得「嚴重」，但小孩覺得「沒什麼」，代表雙方對事情的看法有著非常大的差異，因此換位思考很重要，別總是要孩子只能聽我們的，而此時最需要用香氣的是父母，來個一抹清香放輕鬆一點吧！

question 02 每次只要大人吵架，孩子都會有明顯的退縮反應，例如尿床之類的，該如何處理比較好？

孩子其實是非常敏感的，尤其對於氣氛的感知力，更是超乎大人，即使我們沒有告訴孩子家裡發生什麼事，但是按照這些天線寶寶們的收訊能力，也能明白有不好的事情發生，因此孩子就會開始產生壓力，若此時父母沒有介入關心孩子的感受，孩子就會把這樣的壓力轉化成各種不同的行為反應，尿床就是其中一個。

因此父母們要學會調理情緒，雖然情緒來了，有時候很難控制，但孩子是自己生的、自己養的，愛孩子就要學會成長，讓孩子也學會如何控制情緒。

芳療上可以使用大西洋雪松、甜馬鬱蘭、薰衣草、甜橙等，調製成 0.5% 按摩油，按摩背部、腹部及腳底，讓孩子透過這樣的香氣穩定情緒，同時給孩子擁抱是非常重要的事。給孩子更高度的關注，並且要讓他知道，家裡的問題不是因為他造成的。

question 03 醫生說小孩過動要吃藥，但是我很糾結，該怎麼辦？

這樣問我的家長不在少數，其實吃藥與否我無法提供決定，因為在醫學上也是分成兩派，吃與不吃都為難的困境，但我會提出分析，吃不吃藥不是重點，而是要怎樣幫助孩子解決這個問題，吃藥只是其中之一的選項。

先了解自己的孩子是否真的過動？或者只是好動？還是缺乏教養？小孩如果不受控制就是過動，然後吃藥讓他乖乖的，這樣能解決的只是眼前的問題，並無法教會孩子自我控制、人際互動、自我評價，因此給孩子更多藥物以外的照顧才是最重要的事，但因為每個家庭支持系統及資源不同，因此要評估什麼樣的照顧方式，才能讓父母和孩子達到雙贏，讓彼此間的相處達到平衡。

在芳療上可以使用快樂鼠尾草＋薰衣草＋紅桔調製成 1% 按摩油，按摩背部及腳底，小孩有時會抗拒，溝通後可以從局部開始，讓孩子慢慢習慣並接受，再觀察狀況。同時父母也不要操之過急，要按部就班，慢慢等待成效。

· question 04 · 小孩漸漸長大了，要陪到他們入睡，我才能做自己的事情，但我一走，孩子又馬上醒過來，孩子常難入睡又容易醒，該怎麼做？

相信身為父母的我們一定都會有一個經驗，就是明明看孩子已經睡著了，正在暗自竊喜終於有自己的時間，但一離開小孩身邊，小傢伙又馬上醒過來了，好像身上放雷達一樣。

等到孩子稍微大一點會說話，就會告訴你，他會怕黑，會有魔鬼，好似孩子或多或少都有這樣的歷程，我建議播放輕音樂讓孩子在空間裡面有點聲音，並在空間中，點上孩子喜歡的香味，有助於放鬆情緒。

當然陪伴還是少不了的，孩子總有一天會長大，或許有一天我們會很懷念陪孩子睡的過程！

· question 05 · 小孩都已經小學了，還是會尿床，我真的很困擾！

尿床有很多的原因，有生理上的問題也有心理上的問題，但若孩子原本不尿床，最近卻突然尿床，則不排除是心理因素造成的，尤其是家庭氛圍的改變，孩子是最能夠馬上感受到其中的壓力，而孩子因為不知如何表達，而轉化成尿床。

孩子尿床已經壓力夠大了，所以我們要給孩子的是了解與鼓勵，孩子一定有什麼沒表達出來的壓力，只有理解孩子的狀況才能解決問題，千萬別責罵孩子，此時需要的香氣是能在家中調整氛圍，讓大家都能心平氣和的香氣。

· question 06 · 小孩到不熟悉的環境就會明顯焦慮，有什麼精油能舒緩焦慮嗎？

孩子到了要上學的年紀，爸媽最擔心的就是在校門口表演十八相送，對於新環境，每個孩子的進度不一樣，所以盡量不要用同一標準要求孩子，尤其用比較的方式會讓孩子更受傷，每個人的適應度本來就不一樣，請不要比較讓孩子更焦慮，孩子需要的是被同理，有時候我們大人到另一個新的環境都會焦慮了，更何況是孩子。

在芳療上能做的，就是將家中常用的氣味調製成嗅吸棒，讓孩子隨身攜帶，並且關心孩子、與孩子聊天，問問在不熟悉的環境裡有沒有發生什麼有趣的事，多問正向的問題，能讓孩子的記憶裡充滿美好的感受。

question 07 我的小孩在學校被霸凌，常常很恐懼上學，我能怎麼做？

很多孩子在學校時會面對到這樣的情境，校園霸凌層出不窮，記得我的大兒子，也曾經在小學時被同學霸凌，還因此下巴受傷流了不少血，因此老師請我到學校去與對方的家長談和解，其實我到現場看到爸爸，再看到孩子，我就明白孩子為何會有這些行為，因為爸爸一看到我，就頻頻跟我道歉，並表示回去會把孩子好好打一頓。

我看到這樣的反應我就能明白，孩子一定是學父母的，經過那次事件，我了解父母要站在孩子這邊、當孩子的護身符，並讓孩子覺得自己有靠山，而不是孤單自己面對，當然還是要跟學校反應並了解「真正」的狀況，父母親對孩子也要給予心理建設，以鍛鍊小孩的身心，在芳療使用上可以給予孩子喜歡的香氣薰香，幫助孩子調整情緒。

question 08 小孩在外面都表現很害羞，常被家裡長輩說沒禮貌，但孩子就是不願意開口打招呼，我該怎麼辦？

每個孩子都有各自的成長方式與速度，有些小孩非常討喜、嘴甜，看到長輩就會問候、寒暄；有些孩子小時候很大方，長大後就漸漸的害羞了起來，等到再成熟一點又不那麼害羞了。我覺得要給孩子時間成長，並不是每個孩子都是生來活潑、外向，雖然禮貌很重要，但對孩子而言，就是種說不出口的問候。

我的兩個兒子也遇到一樣的問題，後來哥哥讀了國中後開始學會熱情與問候，有一天他告訴我說：「媽媽，我已經學會什麼是社會化。」，頓時我明白，孩子需要時間適應社會種種型態，當然父母的身教很重要，引導孩子學習也很重要，過多的指責無法解決問題，只會讓孩子更害羞。若問我有什麼香氣可以幫助孩子不害羞，我只能說還有待發現，但鼓勵是很管用的方式。

孩子價值觀與人際常見問題

新世代的孩子，有著與父母很不同的思維，每個年代都有每個年代的語言及溝通方式，許多父母在看著孩子成長的過程中，發現他們長成不是在我們能想像的範圍，因此擔心與憂慮，但親愛的爸媽們，請不要焦慮，就讓我們跟著孩子、一起看著 21 世紀孩子的特質，當我們試著了解他們，就會開始知道怎樣與他們溝通與教養。

question 01 孩子常跟我說為什麼他就不能自由自在的玩手機，但給了自由後的界限又很難拿捏，該怎麼辦？

很多父母因為小時候被約束，長大後都會告訴自己：我才不要當那樣的父母，然後就給孩子無邊界的自由，直到後來發現孩子沒有自制力時，衝突就開始發生。

這戲碼也在我家上演過，我的小兒子在學校成績非常優異，第一名對他來說就是他自己認為的必須，因此我先生為了鼓勵他，滿足了他想要玩電腦、玩手機的夢想，於是孩子就不停的在玩電腦，常會讓奶奶吼著：「吃飯時間到，不要再玩了！」。

因為平時忙於工作，當我發現他已經出現這樣的偏差行為時，我們做了一系列的溝通，但顯然好好說已經不見得堪用，所以我體罰了他，後來我們約定了玩電腦的時間，同時也沒收了電腦與螢幕的連接線，一開始一定是二少爺不從，但幾經多次的堅持與溝通，孩子漸漸接受了，現在我們只要說好幾點關機，他就會乖乖的執行，而他做到了，就給他正面的鼓勵與回饋。

父母要學會在自由與界限之間衡量，並且告知孩子是非，讓他在他能夠自由的範圍內，自由並且為自己的行為負責。而反觀為什麼孩子會只想打電動？因為生活無聊？沒有人關注？這些反而是需要回過頭來思考的問題。

question 02 現在的孩子好像無法將禮貌與秩序放在心上，禮貌通常都拋在腦外，只要自己開心就好，該怎麼辦？

我們或許會看到一種孩子，去餐廳吃飯時，會跑來跑去、撞來撞去、大聲尖叫，然後身邊的人都會多看孩子一眼，其實孩子的禮貌跟秩序都來自於家庭教育，從小給予的規範要落實執行，而非跟孩子好似開玩笑一般，小孩都很會看臉色，一旦讓他們有能夠討價還價的空間，他們一定不會客氣，所以父母自己的態度要夠堅定才是重點，身教才是最重要的禮貌與秩序教育。

question 03 孩子常沒耐心，動不動就很急，常因這樣就有情緒而產生衝突？

父母的身教與言教是關鍵。通常看父母就可以猜出孩子的特質，如果父母常急著打斷孩子說話，那麼孩子也會很急，並打斷別人的說話，所以父母反觀自己是很重要的。

教親子 DIY 課程時，最容易看出彼此的互動。每次調乳液時，都可以看到媽媽劈里啪啦調好了，然後留下錯愕的孩子，孩子大哭說：「妳幹麼把我要弄的都弄掉了！」，有時候我們在不知不覺中已經犯了這些錯誤，所以在打罵孩子的當下，先回過頭想想自己是否有一樣的行為，有時候自己想到都會會心一笑，然後會覺得孩子是自己生的一點都沒錯。

現在的孩子好像不懂得尊重自己及他人，常常做出讓大人很匪夷所思的事？

尊重的定義是展現自己正向的行為與態度，讓別人對你有正面的評價，並表現出真誠的禮貌、不冒犯他人、能體諒及愛護他人等，現在很多父母都很苦惱，孩子似乎對尊重這件事很不熟悉，只在乎自己的感受，想著自己的需求，大多是非常自我，不知道如何與人和睦相處，其實這些都是現代人的通病。

要學會尊重，不單單是人與人之間，更要從生活裡的每個環節做起，對自己的物品尊重、對環境尊重、愛護環境等，再慢慢引導孩子到人跟人之間的同理心與尊重，而這些都需要經過學習，並非一蹴可幾，所以只要了解孩子就不會那麼驚訝他們的所作所為了。

question 05 孩子常會表現沒有自信、畏縮的樣子，也不太容易相信別人，一直很沒有安全感，該怎麼辦？

其實沒有自信、沒有安全感及信任感，都源自於依附關係的建立，依附關係是一段養成的過程，在孩子還是嬰兒時建立於主要照顧者，而主要照顧者通常是媽媽。在孩子的成長過程中，他是否有被滿足？是否有被關注？還是被忽視？這些都會影響孩子，因此就不難理解，在愛裡長大的孩子為什麼會較有自信及安全感。

若孩子現階段有這樣的問題，那麼有幾個面向可以重新與孩子溝通並建立新關係，尤其是在犯錯時，一個人犯錯時最怕被責備，此時孩子若犯錯，就帶著孩子解決錯誤，但也不是就讓孩子當媽寶不出來為自己負責，而是要讓孩子信任你，知道你為他做的每件事都是在幫助他。

通常很多人會問我有沒有增加自信的香氣，其實只要是你喜歡的香氣，會讓你心情變好、不緊繃，都能有效幫助你提升自信；同理，也為孩子找一個他喜歡的味道吧！

現在的孩子看太多 3C，溝通表達的內容都太另類，不知道怎樣跟孩子溝通？

小朋友沒有很多的詞彙來真正表達自己的想法，父母親可以跟小孩一起閱讀與練習，家長可以示範（同時也是一種自我練習）。因為接觸 3C 的關係，小孩會從 Youtube、抖音……等平台學習表達，通常成人的網路用詞為了譁眾取寵，方式常過於誇張，而小孩因為無法分辨、不懂真正的涵意，以致於照單全收。

因為我明白看 3C 無法完全避免，畢竟孩子的生活圈裡也有孩子們的共同語言，因此我會帶著孩子閱讀，還有一起看完一段影片後，請孩子與我分享他的看法，或是帶孩子看藝術品，再詢問孩子的感受，有時候社會變遷很多事情無法制止，就只能想出權宜之計，讓親子關係不在大吼大叫中度過。

question 07　孩子不懂如何與同儕合作，常在學校被落單？

21 世紀是合作的世紀，一個人走得快，一群人走得遠，但現在的孩子大多都自我意識較強，所以很難跟別人合作，導致在同儕裡競爭比合作更多，因此需要讓孩子體驗到合作的好處。

在家庭關係中，大家可以齊心協力完成一件事，雖然過程多少都會需要磨合，但習慣合作模式就會發現團結力量大，也能學習如何團隊領導，並體會到合作比競爭收穫更多的道理，這些都是從家庭裡學習到的。另外，家事也可以邀請全家一起分攤，讓孩子明白家就是合作最基本的模組，而不是只是父母的工作。

question 08　看新聞現在的孩子好像都沒有同理心與包容心，一點小事就動手動腳，孩子在學校我好擔心他被霸凌？

如果父母親是 70 年代跟 80 年代的父母，一定會遇到和 90 年代的小孩相處的問題。現在的我已經算得上步入中年，我們這年紀的朋友都會遇到帶團隊的問題，常聽到說：「現在的孩子離職也不說，都是爸媽打電話來，遇到事情也都先怪別人，還說不得，教他還說在罵他！」。

相信這些控訴 90 後的人，聽到可能不太開心，雖然也不全然都是如此，但這就能看出世代的差異，就像我父母那一輩看我們，都覺得我們就是太好命所以才……，什麼一代不如一代的話也都有，其實說了這些我想表達的是，孩子的同理心跟包容心是向父母學來的，父母的處世態度會影響到孩子。

沒被同理心對待過的孩子要如何體會同理心？沒被包容過的孩子如何學會包容？只有父母們開始回過頭審視自我，才能教出有同理心的孩子，所以也不需要擔心孩子被霸凌，因為當你養出一個有同理心的孩子，他們會知道怎麼與沒有同理心的孩子相處，因為他們已經學會包容，感受到被包容的孩子自然不會對自己友善的人動手動腳！

如何幫助孩子發現天賦

有些來上課的父母，希望能夠透過不同層面的方式，與新世代的小孩溝通，他們希望幫助孩子找到天賦，讓孩子能夠少走冤枉路，但發現天賦這件事，其實大人要先了解自己才是關鍵。

現在的孩子都有點辛苦，因為背負父母太多的期待，但其實孩子是他自己的，我們將孩子生出來後，撫育他們，最後要讓他們做自己，而不是控制他們做成為我們心目中的樣子，在探索孩子天賦之前，父母自己要先做好心理建設與調適，了解追尋天賦之路是怎樣的一回事！

question 01 現在的社會好像不是成績好就會有成就，該怎麼培養孩子找到他自己的成就？

21 世紀生存的能力很多元，要有創造力、協調力、應變力、團隊合作力、高 EQ 等能力，沒有良好的人際關係，在現階段的社會沒辦法生存，因此要多方培養孩子的各種能力，而不是只有把書上的知識讀完就好，更重要的是要學會如何生活。

在我自己教書的 20 年裡，我從第一年教書開始會給很多研究數據之類的知識，漸漸的我發現我給的知識性的東西已經慢慢地融入到許多的案例裡，因此我上課的講義不會有過多數據，而是運用許多的圖片，有些學生在跟我學了一段時間後很感性的跟我說：「老師，我終於明白妳用很多圖片背後的用心良苦了！」。

我教調香但是我從來不給配方，因為我希望學生的作品能長成他自己的樣子，而不是複製我的，這過程不外乎就是希望學生不是一味的學習知識，而是要有其他的能力。

question 02 孩子成績不好，會不會影響未來？

成績與分數不會是發現孩子天賦的唯一指標，我常說以前我都是榜尾考進所有的學校，因為我的數學與理化是極致的爛，滿分一百我通常不到 30 分，因此我看到兒子拿回來的爛分數我也不會擔心害怕，我一直相信那些只是測驗當下有沒有把該學的學到而已。

我還記得有一次我小兒子跟我吵架頂嘴，他說：「怎麼會有妳這種媽媽都不在意孩子的成績？」，因為他拿了一疊他的第一名獎狀，但我卻毫無特別的反應，所以他很失落，也因為如此我也反省我自己，孩子的成績不一定會影響他的未來，但是他的信心與成就感會影響他的未來，所以我就給他一番鼓勵，這也讓我學習到，成績不是影響未來的重點，但是信心與學習動機絕對會是。

question 03 學習藝術與天賦探索有什麼關聯？

我在這十年的時間內接觸了藝術，並不是說要當藝術家，或是要做什麼大事，而是因為我發現了藝術之美，以前我會以為藝術是供在家裡的昂貴作品，或是在博物館的典藏，但現在我明白絕對不是如此，生活即藝術，藝術即生活，藝術是探索生活中的美，美是回歸生命的本質，是生活的一種態度。一旦開始了解藝術，會發現生活裡的每個小細節都變得很有趣，感官也會變得敏銳，內心會容易充滿感動，就會激發起熱情與創造力。

前陣子我帶著孩子開始做菜，我們不在乎有多少的廚藝技術，而是在意孩子如何去品味，如何表達出對一道菜的感受，每道菜都是藝術品，從這些過程裡，孩子學會了創意、美學、感官覺醒等，這都是 21 世紀需要的能力，沒有很多的框架，就只有發自內心的想像力。

· question 04 · 天賦是一個很抽象的名詞，連大人自己都不見得找的到自己的天賦，要如何帶孩子找到天賦？

的確，很多成人都沒有發現自己的天賦，那麼該如何帶領孩子發現自己的天賦？或許，應該說一起與孩子找到彼此專屬的天賦，過去我們的教育不允許我們跟別人不一樣，成績代表一切，但在 21 世紀真的是如此嗎？很多的觀念開始被顛覆。

我有一個朋友是台大的碩士，有一次我們在聊天，他打趣地告訴我，他現在在幫他的老闆，一個不知名學校畢業的人提公事包，我無意冒犯好學歷這件事，只是說在談論天賦時，很多的價值觀似乎不全然是這麼一回事！

而我自己在調香與香氛領域已經找到屬於我自己的天賦，但我也清楚，尋找天賦並不是一蹴可幾，需要經過時間的淬鍊與堅持，且有階段性的成就。就像有些人有音樂天賦，但沒有經過練習，就絕對無法發揮天賦；但即使有了練習，還要有熱情，才能更極致的展現過人的天賦。

就好比我大兒子進小一時數學很爛，但是英文很好，當時我與先生討論，如果要讓孩子補習那要補什麼？我毫不猶豫說補英文。因為英文好還要更好，才能發展出他的強項，後來直到孩子上了國中，因為上了語文資優班，意外的數學也跟著變好了，我的推論是，當孩子找到學習的成就與動機時，會有連帶的效應，幫孩子「賦能」，讓孩子更有信心找自己的人生道路。

因此父母需要做的是先了解自己，才能帶領孩子看到未來，推薦父母可以閱讀肯・羅賓森《發現天賦之旅》一系列叢書，建立對於發展天賦的新觀念。

香氣氣息能量表

薰衣草

包容 Tolerance

猶如母親的懷抱，為孩子增加安全感。

苦橙葉

放鬆 Relaxation

允許孩子天馬行空，發揮無窮的想像力。

澳洲尤加利

突破 Breakthrough

滿足孩子的依附感，增加人際關係的信任感。

甜橙

自由 Freedom

讓孩子自由自在表達，不擔心害怕會犯錯。

大西洋雪松

引導 Guidance

給予孩子一個心靈的方向，不會手足無措。

甜馬鬱蘭

分享 Sharing

感受被理解及呵護，讓孩子感受到完整的愛。

羅馬洋甘菊

天真 Innocence

感受陽光般的溫暖，堆積快樂的童年記憶。

乳香

臣服 Faith

給孩子正向的信念，不再焦慮及恐慌。

佛手柑

安定 Stability

發自內心的快樂與自在，給予孩子情緒的呵護。

沉香醇百里香

力量 Strength

為孩子增加自信，當外來的考驗當前，也能迎刃而解。

葡萄柚

全觀思維 Mindful thinking

給孩子放鬆的空間，不再自我要求過度，安心自我表達。

茶樹

整合 Integration

增加孩子的心靈力量，不畏懼外在環境的變動與不安。

Aromatherapy For Children：

親子芳療

Use aromatherapy to improve parent-child relationship

用香氣調整親子關係、相處模式

書　　名　親子芳療：
　　　　　用香氣調整親子關係、相處模式
作　　者　陳美菁（Kristin）
總 企 劃　盧美娜
主　　編　譽緻國際美學企業社．莊旻嬑
助理編輯　譽緻國際美學企業社．呂昱葶
美　　編　譽緻國際美學企業社
封面設計　洪瑞伯

發 行 人　程顯灝
總 編 輯　盧美娜
發 行 部　侯莉莉、陳美齡
財 務 部　許麗娟
印　　務　許丁財
法律顧問　樸泰國際法律事務所許家華律師

藝文空間　三友藝文複合空間
地　　址　106 台北市安和路 2 段 213 號 9 樓
電　　話　（02）2377-1163

出 版 者　四塊玉文創有限公司
總 代 理　三友圖書有限公司
地　　址　106 台北市安和路 2 段 213 號 4 樓
電　　話　（02）2377-4155
傳　　真　（02）2377-4355
E-mail　service@sanyau.com.tw
郵政劃撥　05844889 三友圖書有限公司

總 經 銷　大和書報圖書股份有限公司
地　　址　新北市新莊區五工五路 2 號
電　　話　（02）8990-2588
傳　　真　（02）2299-7900

初　　版　2021 年 11 月
定　　價　新臺幣 350 元
I S B N　978-986-5510-94-7（平裝）

國家圖書館出版品預行編目（CIP）資料

親子芳療：用香氣調整親子關係、相處模式/陳美菁(Kristin)作. -- 初版. -- 臺北市：四塊玉文創有限公司, 2021.11
面；　公分
ISBN 978-986-5510-94-7(平裝)

1.芳香療法 2.香精油

418.995　　110017077

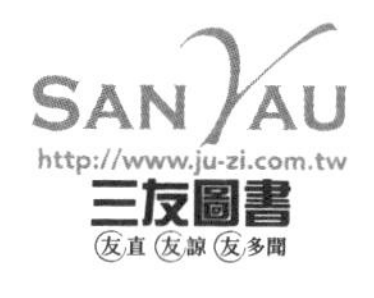

三友官網

三友 Line@